全身の細胞が
目覚める
セル・エクササイズ

小林弘幸 著
Hiroyuki Kobayashi,M.D.,Ph.D.

末武信宏 監修
Nobuhiro Suetake,M.D.,Ph.D.

もくじ

はじめに

誰でも、何歳からでも「一流」になれる！

私たちはこれまで、さまざまな分野の一流といわれる方たちと出会ってきました。世界で活躍するトップアスリートやアーティスト、偉大な功績を残した研究者、政治や経済を動かす有力者などです。

その経験を通じて、実感したことがあります。

〝一流の人〟とは、いつでも弾みのある心と健やかな身体を保ち、目標に向かって日々研鑽に励む人。つまりは心技体の平衡が整っている人たちをいうのだと。

このような一流といわれる人は才能に恵まれた一部の成功者であり、自分とはまったく関係ない――。そう思っている人も少なくないのではないでしょうか。

でも、本当にそうでしょうか？

特別な才能や華やかな経歴などとは関係なく、人は誰しもが一流になれる可能性を持っている。私たちはそう考えます。そして、一流へと続く扉を開ける鍵はたったひとつ。

「自律神経を整える」こと。

たったこれだけのことで未来は大きく変わります。

詳しくは後述しますが、自律神経は体と心の健康と密接に関わっています。

試験やプレゼンなどの大一番でプレッシャーや緊張から心が不安定な状態になり、本来の実力を出せずに悔しい思いをした――。

肩こりや肥満、体力減退、更年期障害といった体調不良のせいで体も心も思い通りにならず、やりたいことができない――。

誰もが何度も直面してきたこうした苦い経験の数々は、自律神経が整っていないために起きているのです。

人は、自律神経が乱れた状態では自分の持てる力を１００％出し切ることはできません。一流の人であっても、です。逆に言えば、自律神経を整えて体と心を常に健康に保ち、最高のパフォーマンスを発揮し続けられる点が、一流の人の一流たるゆえんといえるでしょう。

では、自律神経を整えるためにはどうしたらいいのでしょうか。その答えが、本書が提案する「セル・エクササイズ」です。

数々のトップアスリートの指導に携わってきた経験をもとに開発したセル・エクササイズは、世界初の自律神経にアプローチするエクササイズです。1日10分程度行うだけで、自律神経が整って、細胞の一つ一つに質の良い血液が行き渡ります。すると、心技体が三位一体となり、自分の中に眠っている一流の力を披露できるようになります。

「自分が本来持っている個性をもっと輝かせたい」

「仕事やプライベートをさらに充実させたい」

そんな願いもきっと叶うはずです。

一流へのスタートを切るのに、遅すぎるということはありません。何歳からでも、いつからでも、人は一流になれます。

本書が、あなた自身が満足し、納得できる人生を送るための一助となれば幸いです。

順天堂大学医学部教授

小林弘幸

医学博士、さかえクリニック院長
トップアスリート株式会社代表取締役

末武信宏

一流のカギは自律神経にあり！

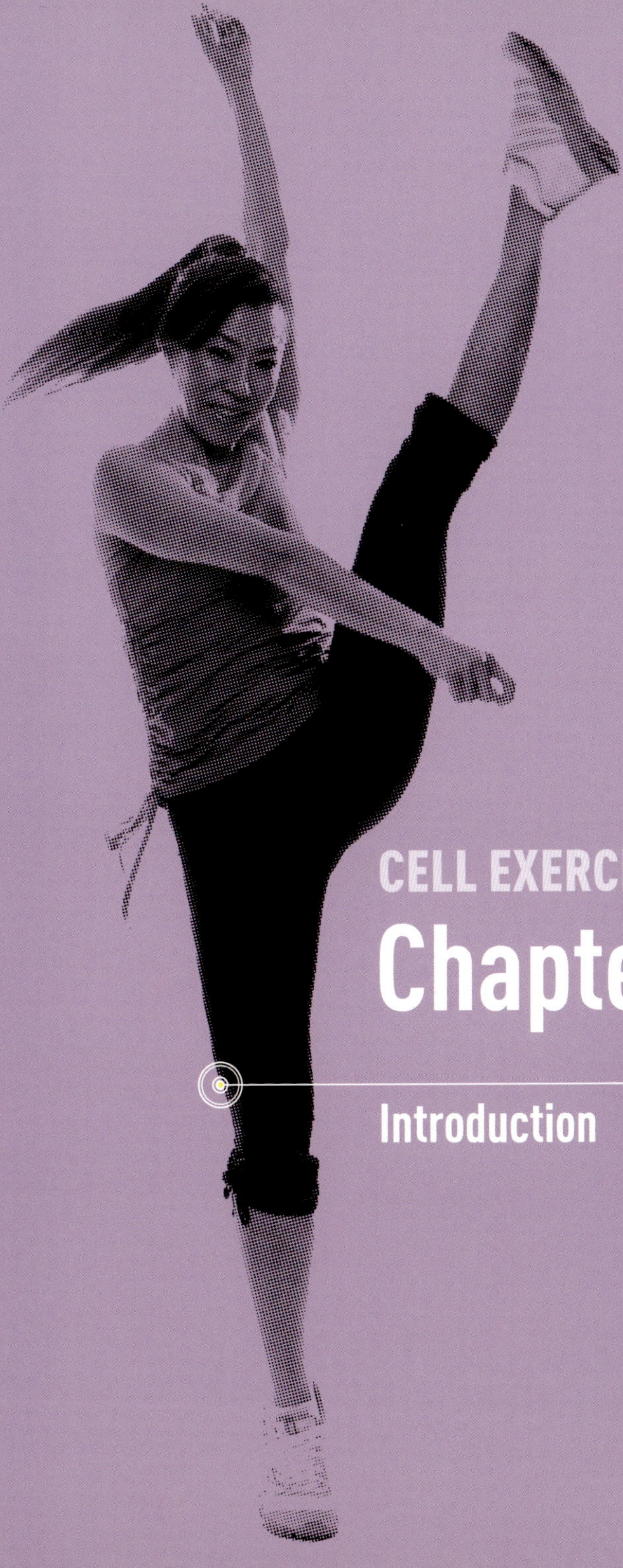

CELL EXERCISE

Chapter 1

Introduction

1

体と心の健康は自律神経で決まる

一流の人と、一流ではない人――。

この差をつくっているのが自律神経です。

自律神経は、心臓や腸を動かす、血管を拡張させたり収縮させるといった働きを司っています。また、体の「恒常性」を保つのも自律神経の大切な役割です。恒常性とは、外部環境が変化しても生体の内部環境を一定に保つ性質のこと。私たちの体温が氷点下の寒冷地にいても、35℃以上の炎天下にいても、ほぼ一定の36℃前後なのはこの恒常性のおかげ。寒いと鳥肌が立ってガタガタと震えてしまうのは、そうすることで自律神経が体温の低下を防いでいるからです。暑いと汗をかくのも同じ。自律神経が発汗を促し、発汗によって体温の上昇を防ごうとしているのです。自律神経は生命活動になくてはならない存在といえるでしょう。

ほかにも呼吸、免疫、代謝、内分泌などの調節にはすべて自律神経が深く関わっていますし、これまではっきりとした原因がわからなかった頭痛やめまい、耳鳴り、不整脈等にも、自律神経が関係していることが最近の研究からわかってきました。また、無性にイライラする、やる気が出ないといった問題や、うつ病をはじめとする心の病も、自律神経と無関係ではないのです。

つまり、自律神経が整っていて正常に働いていれば、人は体も心も健康でいられます。体も心も健康であれば、どんな場面でも自分の力を１００％活用でき、最高のパフォーマンスを発揮できるでしょう。

一方、自律神経が乱れていれば体と心には必ず悪影響が出ます。そのような状態で自分の持てる力を出し切るのは困難というもの。結果、プレッシャーや不安に負けて普段ならしないようなミスをしたり、体調不良のために実力の半分も出せずに終わってしまうのです。

前者と後者、どちらが一流なのかはおわかりですよね？

私が医師として出会ってきた一流といわれる人たちは「体も心も健康である」という共通点を持っていました。そして、自律神経を計測すると、常にハイレベルで安定していました。

自律神経の好・不調が、一流とそうでない人との分かれ目なのです。

2 自律神経バランスをチェックしよう

自律神経は、交感神経と副交感神経という２つの神経系統から成り立っています。

交感神経は自動車の機能にたとえるとアクセルです。交感神経の働きが上がると、血管が収縮して血圧が上昇。気分はどんどんアクティブで活動的な方へ向かいます。

副交感神経は自動車のブレーキに相当します。副交感神経が優位になると、血管が適度に緩んで血圧が低下し、ゆったりとした気分に。くつろぐ、眠るといった心身がリラックスした状態にあるときは、この副交感神経が高まっているときです。

交感神経と副交感神経のバランスは外からの刺激や時間帯によって変化しています。基本的には、朝から日中にかけては交感神経が優位に働き、夕方から夜にかけては副交感神経が優位に働くというリズムがあります。

こうした特徴から、２つのバランスは「シーソーのように一方が高くなるともう一方は低くなる」と説明されることが多いのですが、実は、これは正しい表現ではありません。自律神経を計測してみると、

①交感神経も副交感神経も高い
②交感神経が高く副交感神経は低い
③副交感神経が高く交感神経は低い
④交感神経も副交感神経も低い

という４つのパターンがあることがわかります。

①～④のうち、もっとも理想的なパターンは①。さらに、日中は交感神経が、夜は副交感神経がやや優位で、双方が穏やかに入れ代わっていれば、それこそが「自律神経が整った状態」です。交感神経、副交感神経の両方がハイレベルなとき、体のコンディションは良好で、気力やひらめき力もアップ。仕事や家事の効率は高まり、望んだ成果を上げられること間違いなしです。一流の人たちが常に高いパフォーマンスを披露できるのは、普段からこの状態をキープしているからなのです。

さて、みなさんは①～④のどのパターンに当てはまるのでしょうか。

次ページの診断テストでチェックしてみてください。

自律神経バランス診断テスト

各質問で、今の自分に一番近いと思うもの一つに印をつけてください。
あなたの自律神経のバランスがわかります。

Q

1 眠りについて

- □ 横になったらだいたいすぐに眠れる……AB
- □ 夜にしっかり眠っても昼間はぼんやり眠い……A
- □ なかなか寝つけない……B
- □ 寝つきが悪く、寝ても途中で目が覚める……-AB

2 仕事や家事、勉強について

- □ やりがいを感じ、それを結果に結びつけられると感じている……AB
- □ おっくうになって眠くなったり、なかなかやる気が起きない……A
- □ できなかったときのことを考えると不安なので集中して取り組む……B
- □ やれないことに対して不安を覚えるが、体がついていかない……-AB

3 食欲について

□ 時間がくるとお腹が減り、おいしく食べられる……AB

□ すぐにお腹が減って、お腹が鳴る……A

□ 仕事などに集中しているとお腹がすかない……B

□ 食べたくない、もしくはお腹がすいていないのに食べることをやめられない……-AB

4 食後について

□ 胃もたれなどはほとんどしない……AB

□ 食べてもすぐにお腹が減る……A

□ 食後よく胃もたれする……B

□ 食事の前後に胃が痛くなることが多い……-AB

5 何か解決しなければならないことがあるとき

□ すぐにどうすればいいのか考えがまとまり、行動できる……AB

□ いつの間にかほかのことを考えてしまうなど、考えがまとまらない……A

□ 息をつめて考えこんだり、考えすぎて不安になる……B

□ 考えようとしても集中できず、やる気も起こらない……-AB

Q

6 日頃の疲労度について

- □ それなりに疲れるが、眠ればリセットできる …… AB
- □ すぐに眠くなり眠れるが、昼間もややだるい …… A
- □ 疲れは抜けにくいが仕事になるとがんばれる …… B
- □ 何をするにもおっくうなほど常に疲れを感じる …… -AB

7 メンタルについて

- □ 仕事中は気が張っているが、家に帰れば切り換えられる …… AB
- □ 特にストレスは感じないがぼーっとしていることが多い …… A
- □ 1日を通して心がほぐれない …… B
- □ 強い不安感や恐怖感があったり、あるいは考えるのが嫌で眠りたくなる …… -AB

8 手足の冷えについて

- □ 年間を通して冷えは感じない …… AB
- □ 冷えは感じないが、逆にポカポカして眠くなることが多い …… A
- □ 湯上がりでも少したつと手足が冷えてしまう …… B
- □ 眠れないほど手足が冷たく、顔色が悪い …… -AB

9 体重増加について

□ 長い間、体重は大きく変動していない……AB

□ ついつい食べすぎて太りやすい……A

□ ストレスがあると体重が増えやすい……B

□ 1年で体重が5kg以上増減した……-AB

10 今の自分について

□ 活気に満ちあふれ、心身ともに幸せだと感じている……AB

□ 大きなトラブルもなく、どちらかといえば幸せな方だと思う……A

□ 日々、刺激を受けることで充実していると感じる……B

□ 漠然と不安を感じる、憂うつ感が抜けない……-AB

診断結果

印がついたAとBは一つ1点として計算します。ABは両方1点ずつ加点、-ABは両方1点ずつ減点となります。

合計

A ＿＿＿＿ 点

B ＿＿＿＿ 点

A、Bともに8点以上⬇パターン① 交感神経も副交感神経も高い

Aが7点以下、Bが8点以上⬇パターン② 交感神経が高く副交感神経は低い

Bが7点以下、Aが8点以上⬇パターン③ 副交感神経が高く交感神経は低い

A、Bともに7点以下⬇パターン④ 交感神経も副交感神経も低い

3 自律神経の乱れがあらゆる病を招く

診断テストの結果はいかがでしたか？

繰り返しになりますが、理想は交感神経も副交感神経も高いパターン①です。ただし、現実には②〜④のいずれかに該当する人が多いはず。②〜④の状態が一時的なものであればそれほど問題はないのですが、継続すると次のようなリスクが考えられます。注意しましょう。

パターン② 交感神経が高く副交感神経は低い

体と心が常に緊張した状態です。焦ったり、何かに追い立てられていると感じることが多いかもしれません。過度に交感神経が高い状態が続くと、免疫力が落ちて病気にかかりやすくなり、高血圧、高脂血症、糖尿病を患うリスクも高まります。

近年、増加の一途をたどっている精神疾患のひとつにパニック障害がありますが、このパニック障害の発症にも交感神経の過剰優位が深く関わっていることがわかっています。

パターン③　副交感神経が高く交感神経は低い

副交感神経が高すぎる状態が続くと免疫過剰になり、花粉症や喘息、アトピーなどのアレルギーが起こりやすくなります。また、肥満になりやすいのもこのタイプ。交感神経の働きが低下すると体がアクティブモードにならずにエネルギー代謝量が減少し、その結果太りやすくなります。ほかに、やる気が起きにくくなるのでうつ状態になる恐れも。

パターン④　交感神経も副交感神経も低い

パターン④に当てはまる人は体調が思わしくなく、気分も沈みがち。疲れも抜けにくくなっているのでは？　不眠や胃痛、肩こり、偏頭痛などの不調に悩まされ、何をするにも面倒だと感じるようになります。

このほか、便秘、肌荒れ、更年期障害、睡眠障害、夏バテをはじめとする季節的な体調不良なども、調べてみると自律神経の乱れが関係しているケースが多くあります。

4 現代人の課題は副交感神経を下げないこと

自律神経のバランスは人によって違いますが、現代人に圧倒的に多いのがパターン②の「交感神経が高く副交感神経は低い」タイプです。

副交感神経にはもともと、加齢とともにレベルが下がるという特徴があります。交感神経のレベルは生涯を通じてあまり変化しないのに対して、副交感神経は男性は30歳を過ぎたあたり、女性は40歳を過ぎたあたりで急降下するのです。男性の30歳、女性の40歳といえば体調の変化や体力の急激な衰えが感じられる時期ですから、老化と自律神経には深い関わりがあるといえるでしょう。

これはつまり、老化スピードを遅らせて、心身ともに健康で一流のパフォーマンスを発揮できる自分でいるためには、副交感神経を高めるのが先決というわけです。

では、どうすれば副交感神経を上げられるのでしょうか。

方法はいくつかありますが、まず取り組むべきなのは、副交感神経を下げてしまう原因を取り除くこと。

特に、「ハードな運動」と「極端な食事制限」は副交感神経に悪影響を与えるので気をつけましょう。

近年、健康志向に伴いジョギングやランニングの人気が高まっていますが、こうしたハードな運動は運動能力の向上や筋力アップには有効なものの、健康効果という面を考えると、必ずしも良いとはいえません。なぜなら、ジョギングやランニングといった呼吸が浅くなる運動をすると、副交感神経が下がってしまうからです。特に、副交感神経のレベルが下がる中高年の方は、深い呼吸をしながら行える運動を選んだ方がベター。ウォーキングやヨガはおすすめです。

朝食抜きダイエットに１日１食ダイエット、炭水化物抜きダイエットなどの極端な食事制限も避けるのが正解です。こうしたバランスの悪い食生活を続けていると、腸内環境が悪化します。腸内環境の悪化は自律神経の乱れにつながるので、最終的には副交感神経の働きも低下してしまいます。

ハードな運動と極端な食事制限。

これらをやめるだけでも十分、副交感神経が活性化するはずです。

5 一流の人も実践！副交感神経アップ術

副交感神経を下げてしまう生活習慣を改めたら、続いては次の三つの副交感神経アップ術に挑戦してみてください。

副交感神経アップ術① 呼吸は深く、動作はゆっくり

スーパー外科医に企業のトップ、アスリートなど、一流といわれる人たちの呼吸は常に「深くゆったり」です。それは緊急のオペの最中でも、予想外のアクシデントに見舞われたときでも変わりません。

一流の人たちの呼吸が深いのは、呼吸が浅い＝緊張しているときよりも、呼吸が深い＝リラックスしているときのほうがいい結果が出せるということを本能的もしくは経験的に知っているからでしょう。実際、深い呼吸を数回繰り返すだけで、体は瞬間的に副交感神経が優位な状態になります。詳しい呼吸法は31ページで説明しています。ぜひ実践してみてください。また、歩

く、しゃべるといった普段の動作を、意識的にゆっくりと行うのも効果的です。

副交感神経アップ術② 規則正しい生活

副交感神経を上げるためには、規則正しい生活も不可欠。朝は早めに起きて朝食をきちんと取り、昼食、夕食もバランス良く食べて、睡眠時間をしっかり確保する……。こうした生活をすることで体内時計はより自然のリズムに近づき、ひいては副交感神経も高いレベルで安定します。

一流の人たちは例外なく多忙ですが、それにもかかわらず規則正しい生活を心がけていらっしゃる方がほとんど。一流の人が常にエネルギッシュに動き回れるのは、日頃から生活に気を配っているからなのです。

本書の34、66、88ページでは、自律神経を整える生活習慣を〈朝〉〈昼〉〈夜〉別に紹介しています。こちらも参考にしてください。

副交感神経アップ術③ セル・エクササイズを日課にする

次ページから紹介するセル・エクササイズは、世界初の自律神経にアプローチするエクササイズ。副交感神経を上げる工夫がたくさん盛り込まれているのが特長です。早速、始めましょう！

6 世界初！ 自律神経を整える セル・エクササイズ

本書で紹介するセル・エクササイズには、従来のエクササイズとは異なる点が大きく分けて三つあります。

一つ目は、筋肉を鍛える、ストレッチしてほぐすという「体の外側」のトレーニングが主な従来のトレーニングとは違い、セル・エクササイズは自律神経に着目してつくられているという点です。

自律神経と体の関係は、パソコンのソフトウェア（ＯＳやアプリケーションソフト）とハードウェア（パソコン本体）の関係とよく似ています。パソコンの操作性や機能性を向上させたければ、まずは中身＝ソフトウェアをバージョンアップするのが鉄則です。同じように、体を今よりも健康にしたいのなら、体の健康を司る自律神経の働きをまずは高めるべき。いくら筋肉を鍛えても、それらをコントロールする自律神経がきちんと働かなければ意味がないからです。

セル・エクササイズで自律神経を整えれば、全身の隅々まできれいな血液が行き渡り、内臓も強化されて体がスムーズに動くようになります。同時に、脳にも血液が巡るので気力が充実し集中力もアップ。心身ともに真の健康を手に入れることができます。

二つ目は、セル・エクササイズの動きの一つ一つが医学的根拠をもとに開発されているところです。臨床実験を積み重ねた結果、「副交感神経の数値が上がる」「血流が良くなる」と実証されたものだけを厳選。ゆえに、１日わずか10分程度行うだけでも大きな効果を得られます。

三つ目は、子どもや女性、高齢の方まで誰もが無理なく続けられる点。身体に余計な負荷をかけることなく、ゆったりとラクにできるものばかりなので、運動が苦手な方や体力に自信がない方でも大丈夫。息が上がってしまうようなハードな動きも、筋肉や関節を極端に使う動きもないので、「今日は疲れたから明日やればいいか」と自分に言い訳して三日坊主で終わってしまう心配もありません。

また、自律神経を整えて心身の根幹からバージョンアップできるセル・エクササイズは、多くの著名アスリートからも支持されています。

このように、すべての人によい結果をもたらすことができるのもセル・エクササイズならではの特長といえるでしょう。

7 「一流」が目覚める！うれしい7つの効果

基礎代謝がアップしてダイエットに成功したり、いざというときに実力を発揮できるようになったり……。ここではセル・エクササイズのうれしい効果を紹介します。

効果① ストレス解消、いつも最高のパフォーマンスを発揮できる

緊張から交感神経が高まると呼吸が浅く速くなり、酸素濃度が低下します。細胞に十分な酸素が送られなければ、どんな人であっても最高のパフォーマンスを披露することはできません。つまり、ここぞというときに力を出せないのは自律神経が乱れているせい。「緊張やプレッシャーに弱い性格だから仕方ない」とあきらめる必要はないのです。

セル・エクササイズで自律神経が高いレベルで安定するようになれば、ストレスがかかる場面でも細胞に良い血液が行き渡り、体も心もベストコン

ディションをキープ。ストレスに強く、本番で最高のパフォーマンスを披露できる自分になれます。

効果② 心と体のアンチエイジング

副交感神経の数値は10年で5％ずつ低下していきます。副交感神経が下がれば自律神経のバランスが崩れ、便秘や肩こり、不眠などの不調を引き起こします。それどころか、心筋梗塞やガン、パニック障害、うつ病といったあらゆる大病を招くリスクも……。

自律神経を整えるセル・エクササイズに取り組めば、こうしたさまざまなリスクを低減できます。さらには、血流がアップし、腸内環境も改善されるので美肌効果のほか冷えやむくみの解消も期待できます。

効果③ 心と体の疲労回復

セル・エクササイズで副交感神経レベルが高まると、常に「深くゆったりした呼吸」ができるようになります。深くゆったりした呼吸は胸部を使うので、自然と猫背が改善されて正しい姿勢も身につきます。

さらに、姿勢が良くなって体にかかる負担が分散すれば、首・肩のこりや腰痛が軽減。所作も美しくなり、疲労回復にも効果的です。

効果④ 医学的ダイエット効果

肥満の原因の一つに血流の悪さがあります。これは、血流が良くないと本来はエネルギー源になるはずだった栄養素が蓄積されてしまい、内臓脂肪や皮下脂肪に変わってしまうため。

そんな状態を打破してくれるのがセル・エクササイズです。セル・エクササイズで自律神経を整えれば血流が促進され、基礎代謝もアップ。つらい食事制限や運動をしなくても太りにくい体になれます。

効果⑤ 免疫力アップ

ウイルスや菌から体を守ってくれているのが免疫システムです。自律神経が乱れると、この免疫システムがうまく作動しなくなり、免疫力がダウン。風邪やガンを患うリスクが高まります。一方、セル・エクササイズで自律神経を整えれば免疫力が強化されて、病気知らずの体を手に入れることができます。

効果⑥ 内臓強化と腸内環境改善

腸内環境の悪化は便秘だけでなく肥満、免疫力低下、肌荒れ、不眠にもつながります。こうした負のスパイラルを断ち切ってくれるのもセル・エクササイズの魅力です。セル・エクササイズをすれば、腸の動きをコントロールしている副交感神経が優位になって腸の動きが活発に。次第に腸内環境が改善し、便秘をはじめとする多くの不調が解消されることうけあいです。

効果⑦　身体へのヒーリング

「ベッドに入ってもなかなか眠れない」「夜中に何度も目が覚める」「朝起きても疲れが抜けない」――。そんな睡眠にまつわる悩みもセル・エクササイズにお任せ。セル・エクササイズで副交感神経を上げれば、体と心が「覚醒モード」から「リラックスモード」にスムーズに切り替わり、質の高い睡眠をとれるようになります。

以上は、セル・エクササイズの効果のうちのほんの一部。ほかにも数え切れないほどの効果があるので、そちらはぜひ、30ページ以降で紹介しているセル・エクササイズを実際にやってご自分で体感してください。

セル・エクササイズは、あなたの中にある「一流」を目覚めさせる世界初の、そして唯一のエクササイズです。

Column 01

セル・エクササイズ 効果アップのポイント

セル・エクササイズを行う上で覚えておきたいポイントを紹介します。意識すれば効果がぐんとアップします。

Point 1 血液が流れる様子をイメージ

セル・エクササイズの目的は、自律神経を整えて体の細胞一つ一つに良い血液を流すこと。心臓から指先の毛細血管まで血液がサラサラと巡っていく様子をイメージしながら行うと効果が高まります。

Point 2 常にゆったりとした呼吸を心がける

自律神経を整えるためには呼吸は「深くゆったり」が基本。エクササイズに集中しすぎて呼吸が止まってしまわないようにしましょう。体を伸ばすときに吸い、曲げるときに吐くのが基本です。

Point 3 すべての動きは体幹から

セル・エクササイズを行う際は体幹（胴体）から動かし、その動きに連動して手足を動かすようにしましょう。体幹から始動することで全身が連動し、ひいては自律神経が整います。

Point 4 末端を固定する

セル・エクササイズでは、手首を交差させる、足の親指を重ねるといった方法で末端を固定します。こうすることで、体の一部に負担をかけることなく全身を均等にストレッチできます。

Point 5 腕は肩甲骨、足は股関節から動かす

腕は肩甲骨から、足は股関節から動かすようにすると全身が連動します。また、これを習慣にすると手足が長く使えるようになり、スタイルがよく見えるようになります。ぜひ試してみてください。

セル・エクササイズ

準備運動編

CELL EXERCISE

Chapter 2

Conditioning

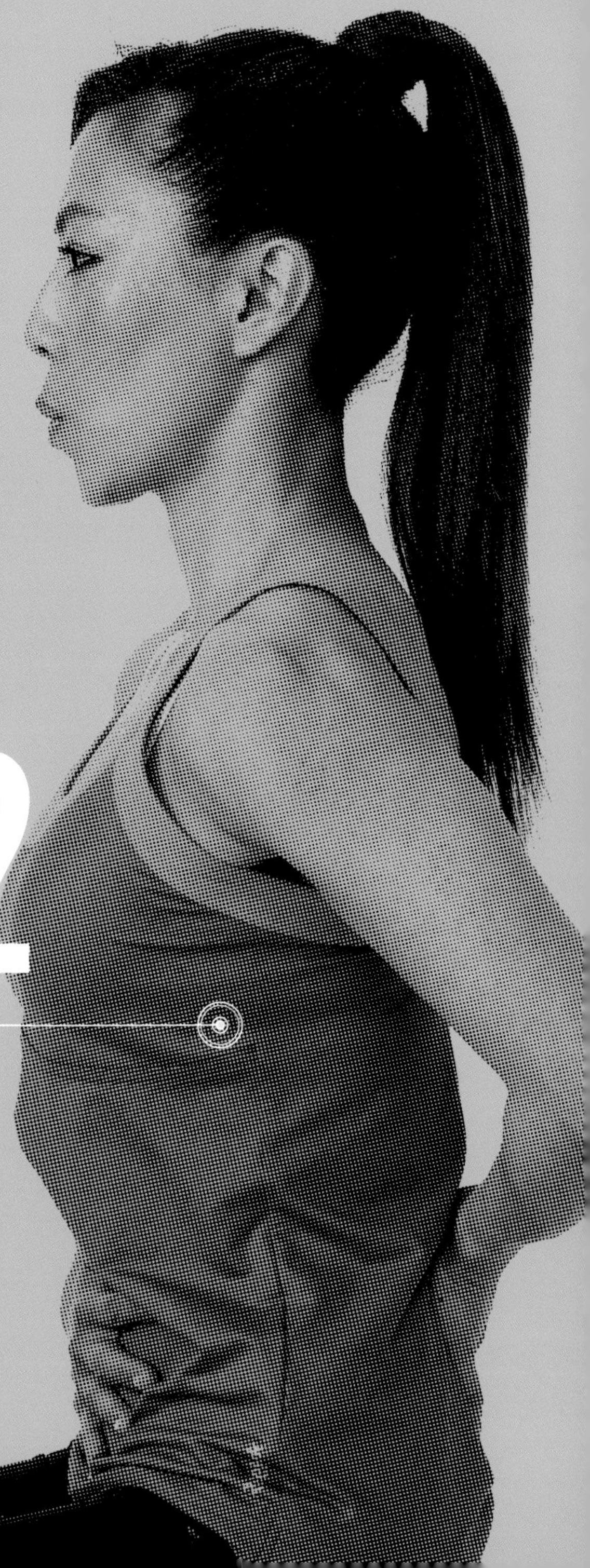

Conditioning
01

CELL EXERCISE
Chapter 2

準備運動編①
タッピング

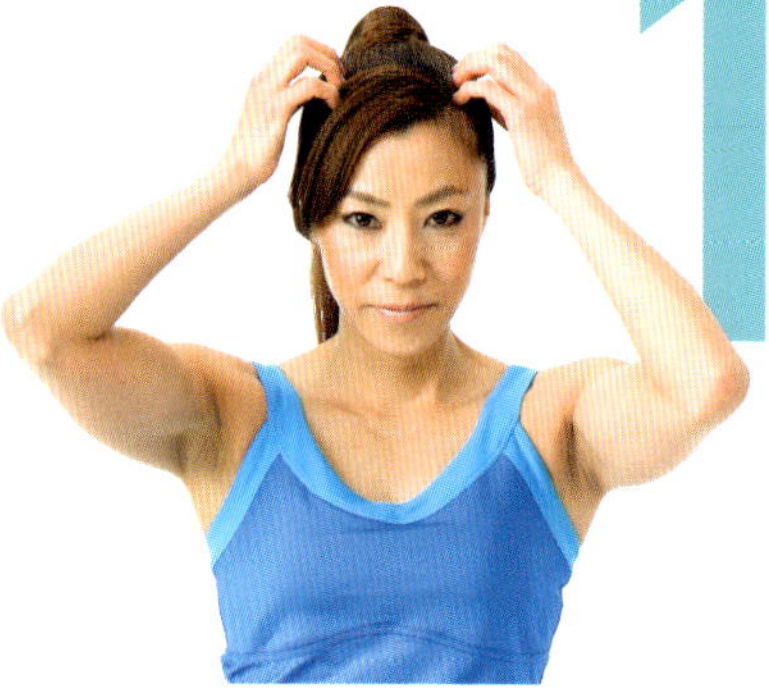

1 3本の指で優しくたたく

椅子に座り、背筋を伸ばして胸を張ります。人さし指、中指、薬指の3本を使って、❶側頭部からおでこへ向かって優しくたたきます。

2 顔全体をタッピング

続いて、❷眉間→❸眉の下→❹目のまわり→❺鼻の下→❻あごの順で合計30秒行います。あまり厳密に考えずに気持ちのいい場所をたたけばOK。

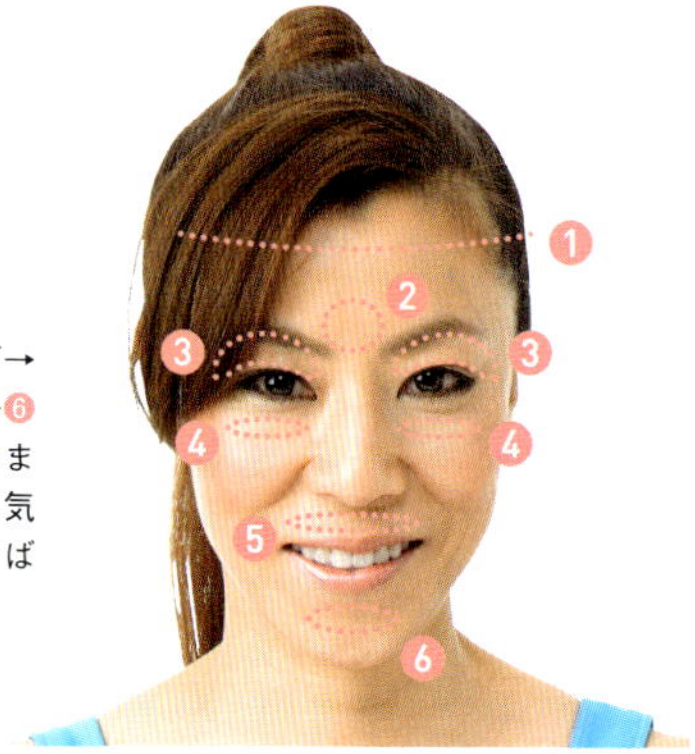

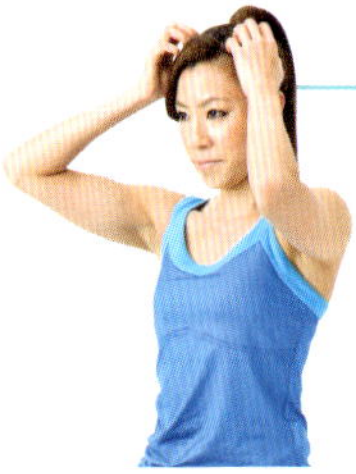

Point

たたく力加減は指の腹で肌に軽く触れる程度。力を入れすぎると副交感神経が下がってしまって逆効果です。

30秒

【主な効果】

- 緊張緩和
- 血流アップ
- メンタルの安定

頭や顔のツボに軽く触れるタッピングで副交感神経を活性化しておくと、全身の血流を促進できます。

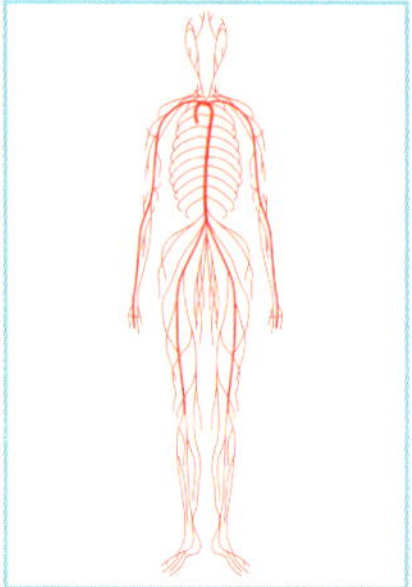

ココに効く！

Conditioning
02

CELL EXERCISE
Chapter 2

準備運動編②

1：2呼吸法

吸う

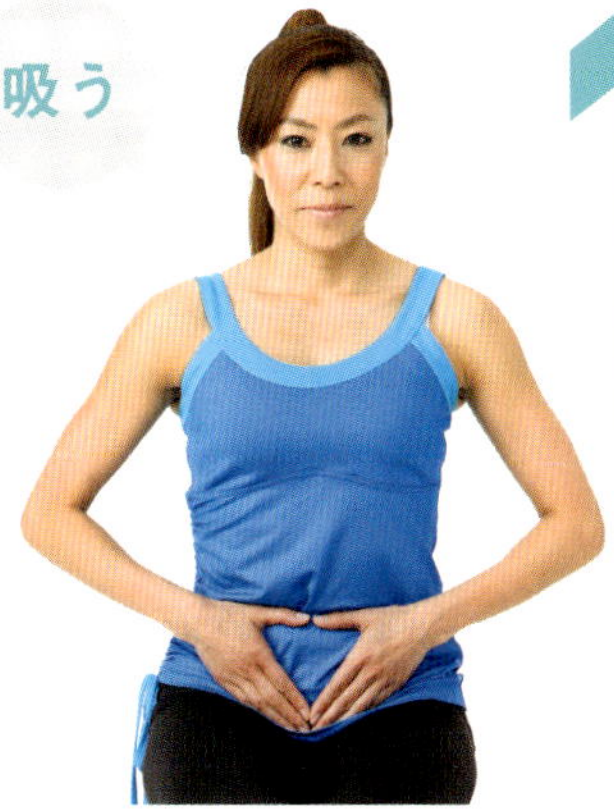

1 丹田を意識して息を吸う

椅子に座り、背筋を伸ばして胸を張ります。手で三角形をつくり、頂点がおへその下（丹田）に当たるように置いて4秒かけて息を吸います。

吐く

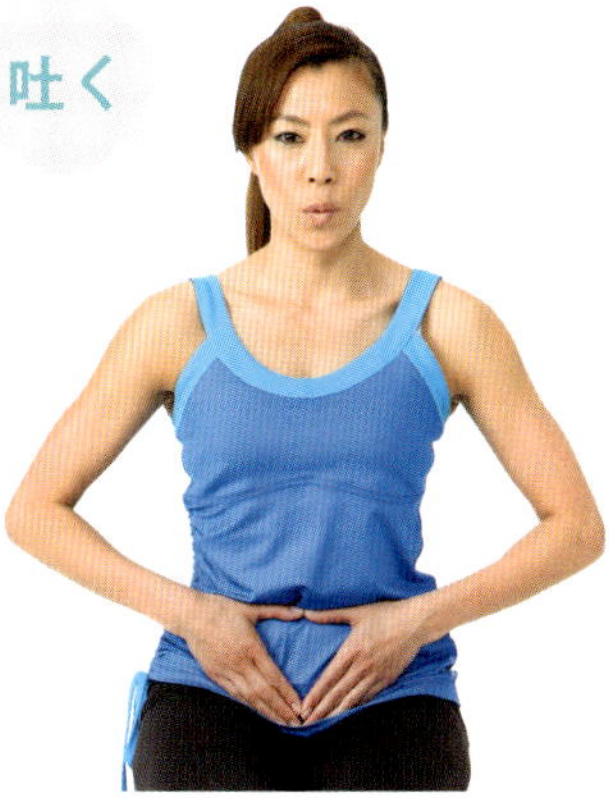

2 口をすぼめて息を吐ききる

続いて、口をすぼめて8秒かけて息を吐きます。吸う時間：吐く時間＝1：2にするのがポイント。1、2を3回繰り返します。

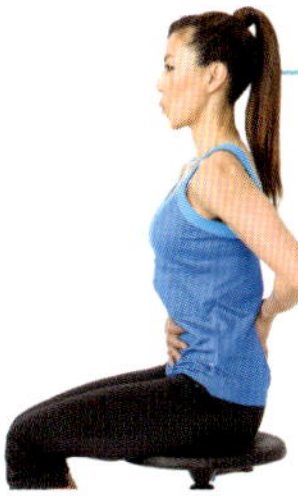

Point

息を吐くときは、
お腹と背中をくっつける
イメージで行いましょう。
空気をすべて出し切ることが
効果アップのコツです。

3回

【主な効果】
- 内臓の強化
- ストレス緩和
- 尿もれ改善

腹式呼吸で内臓の血流がアップします。横隔膜やお腹まわりのインナーマッスルのトレーニングにもなります。

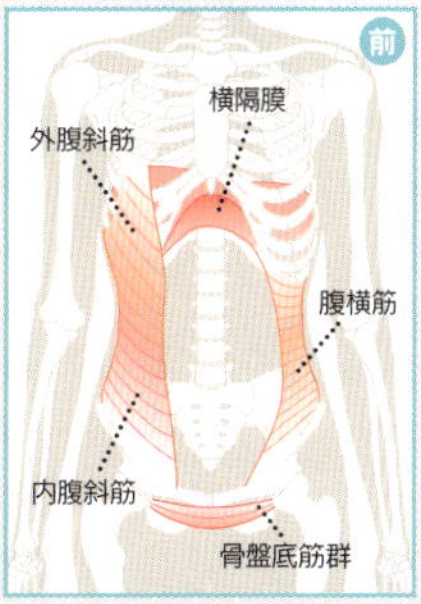

ココに効く！

準備運動編③
外《がい》関《かん》のツボを押す

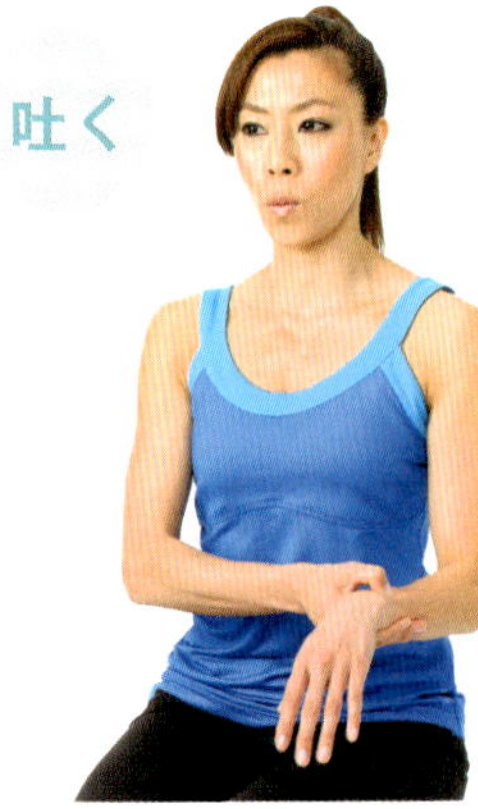

1 息を吐きながら外関を押す

椅子に座り、背筋を伸ばして胸を張ります。息を吐きながら外関のツボを5秒間押しましょう。手を替え、同様に外関を押します。

外関の見つけ方

手首の上（手首を反らしたときにシワができる部分）に反対側の手の薬指、中指、人さし指を揃えて置きます。

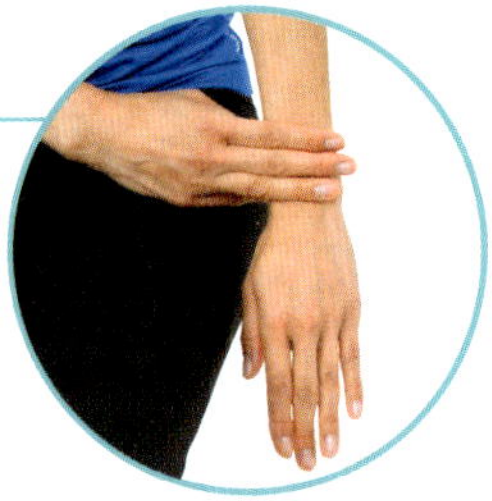

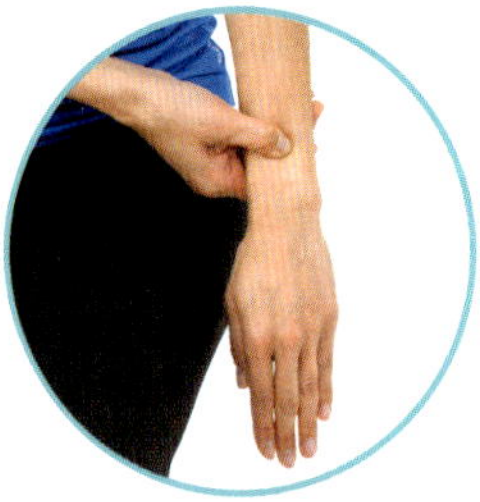

このとき、人さし指の下で、なおかつ腕の幅のちょうど真ん中あたりにあるツボが外関です。指で押して気持ちいいと感じる場所を探してみてください。

左右
各5秒

【主な効果】

- 緊張緩和
- ストレス緩和
- 睡眠障害の改善

外関は手首の痛みや腰痛、肩こり解消に役立つツボとして知られていますが、副交感神経レベルを向上させる効果もあります。

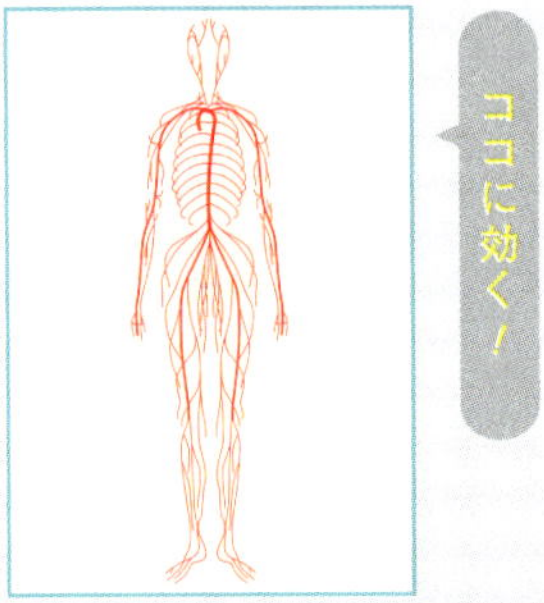

Conditioning
04

CELL EXERCISE
Chapter 2

準備運動編④

首回し

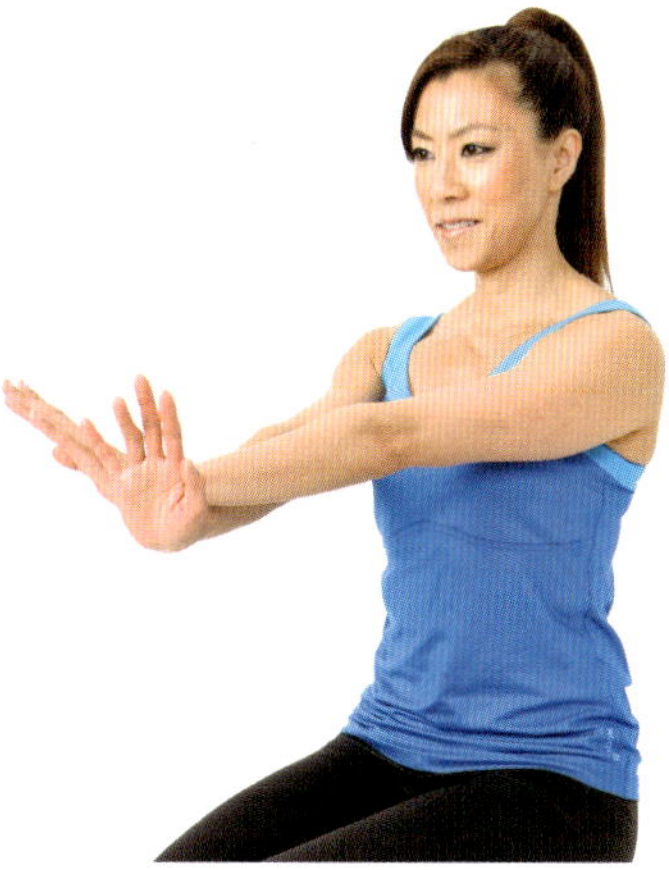

1

体の前で手首を交差

椅子に座り、背筋を伸ばして胸を張ります。腕を伸ばして、体の前で手首を交差させます。このとき、ひじはしっかり伸ばします。

3回

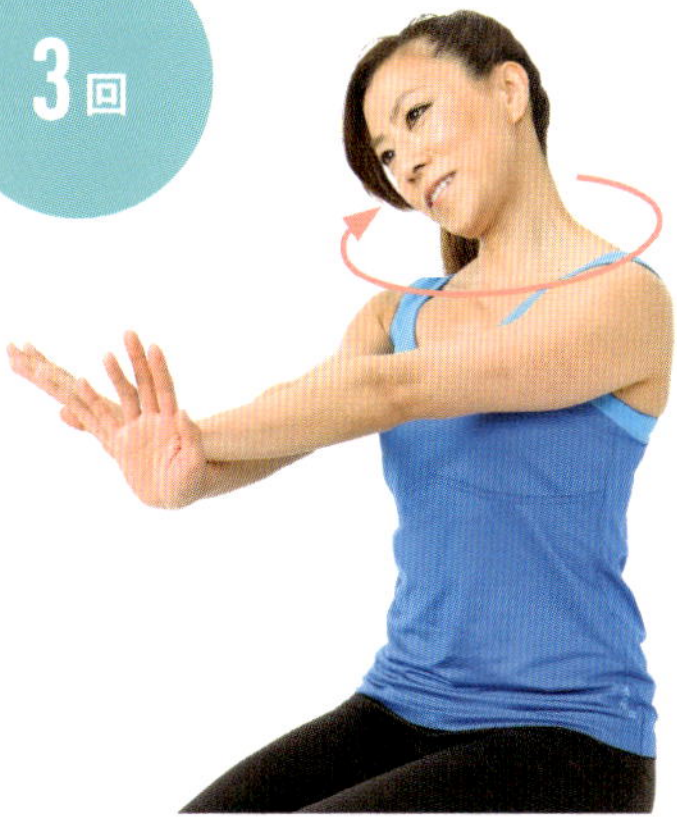

2

手首をロックし首を左右に回す

1の姿勢のまま、首を時計回りの方向にゆっくり回します。1周したら、次に反時計回りの方向に首をゆっくり回しましょう。3回繰り返します。

【主な効果】

- 首のこり、肩こりの改善
- 首の可動域向上
- 緊張性頭痛の改善

手首をロックするのがポイント。こうすると頸椎に負担をかけず首周囲の筋肉が効率よくストレッチできます。

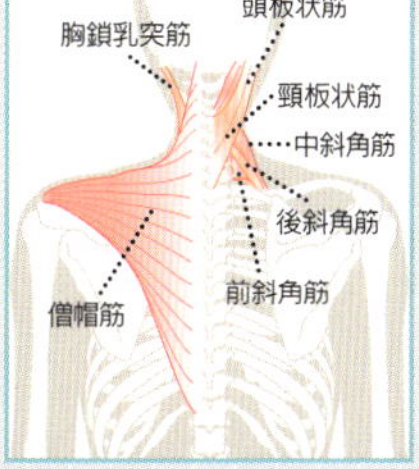

ココに効く！

Column 02

自律神経を整える生活習慣〈朝〉

睡眠中は副交感神経が活発ですが、起床とともに交感神経が活発に。
自律神経が入れ替わる朝の過ごし方はとても重要です。

Point 1

早起きをして朝日を浴びる

早起きをすると体内時計が自然のリズムにリセットされ、時計遺伝子が活性化します。するとすべての細胞が生き生きと蘇り、自律神経も高いレベルで整います。朝日を浴びるのも効果的です。

Point 2

コップ1杯の水を飲む

交感神経が優位になる朝は、反動で副交感神経が下がりすぎることも。それを防ぐのがコップ1杯の水です。水を飲んで胃腸を刺激することで胃腸の働きを司る副交感神経を適度に活性化できます。

Point 3

ゆっくり歯を磨く

朝寝坊してしまった朝こそゆっくり歯磨きを。交感神経が上がりすぎたパニック状態のまま出かけるとミスを連発する可能性大。あえてきちんと歯磨きすることで副交感神経が回復し冷静になれます。

Point 4

朝食を取る

朝食抜きは自律神経の乱れにつながります。食事を抜くと胃腸が覚醒せず、胃腸と深く関わっている副交感神経も活性化しないからです。野菜ジュース1杯でもいいので必ず朝食を取りましょう。

Point 5

朝こそ笑顔を心がける

口角を上げて笑うと副交感神経の数値が上がることがわかっています。「朝こそ笑顔」を心がければ自律神経バランスが整い、1日をスムーズに過ごせるはずです。明日から早速、始めてみてください。

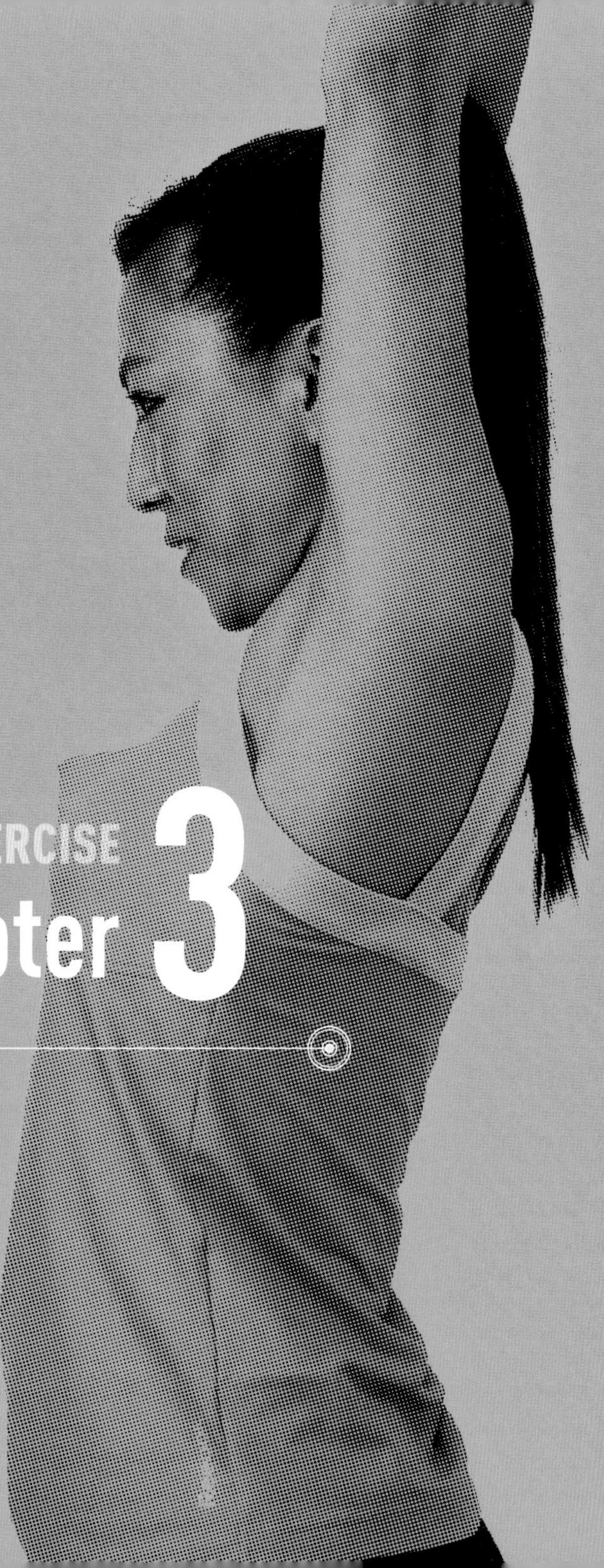

セル・エクササイズ 基本編

CELL EXERCISE

Chapter 3

Basic

Basic
01

CELL EXERCISE
Chapter 3

1

基本編①

全身伸ばし〈上〉

Check!
猫背にならないように！

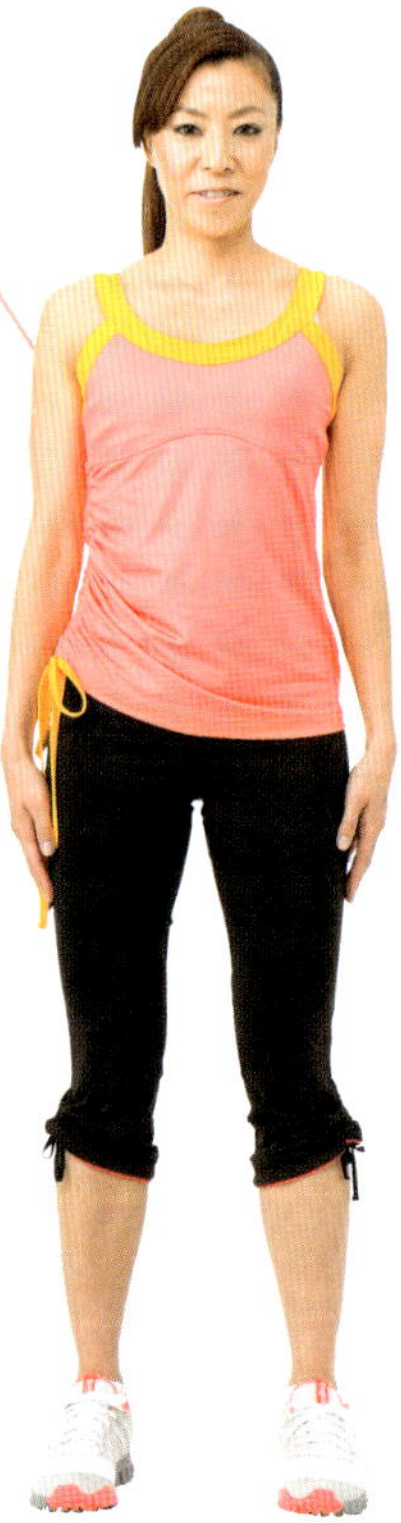

足を開いて まっすぐ立つ

足を肩幅ぐらいに開いて、まっすぐに立ちます。このとき、猫背になったり背中が曲がったりしないようにしましょう。

1回

【主な効果】

- 血流アップ
- 肩こり緩和
- 二の腕の引き締め

手首をロックしてひじをしっかり伸ばすことで、手の指先からつま先までを連動させることができます。そのため、どこか一カ所に負担がかかって痛めたり、ケガをしたりする心配がありません。肩、肩甲骨まわり、腕をくまなく均等にストレッチできるのでデスクワークなどで長時間同じ姿勢をしているときに行うのも◎。

2

吸う

Check!
ひじはまっすぐ伸ばす！

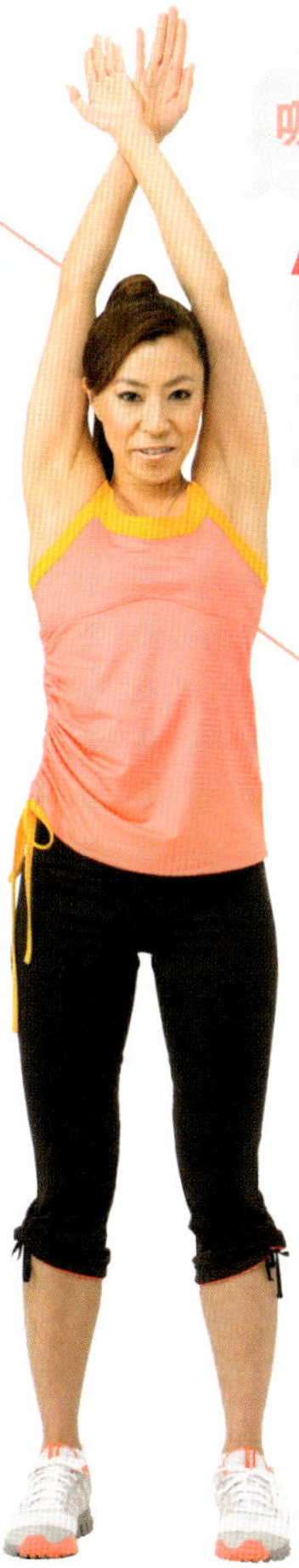

上に向かって体を伸ばす

腕を上げて、手首を頭の上で交差させます。息を吸いながら、上から引っ張られるようなイメージで全身を上に伸ばします。

Check!
肩甲骨が内側に寄るのを意識する

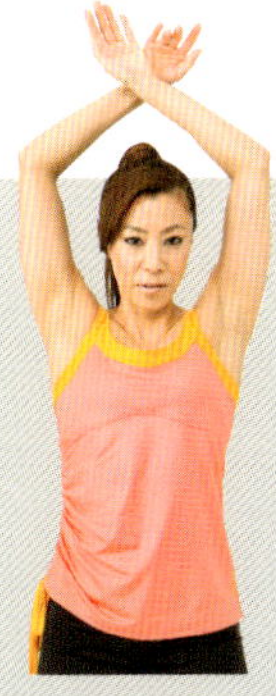

NG

ひじが曲がっていると全身を連動させることができず、ストレッチ効果が激減します。気をつけましょう。

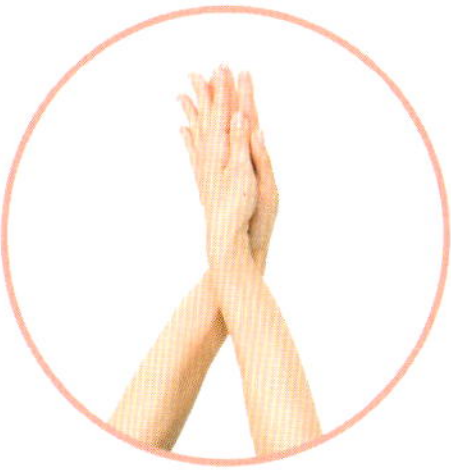

Point
できる人は、手のひらを合わせて行うとより効果的です。ただし、ひじは曲がらないようにしましょう。

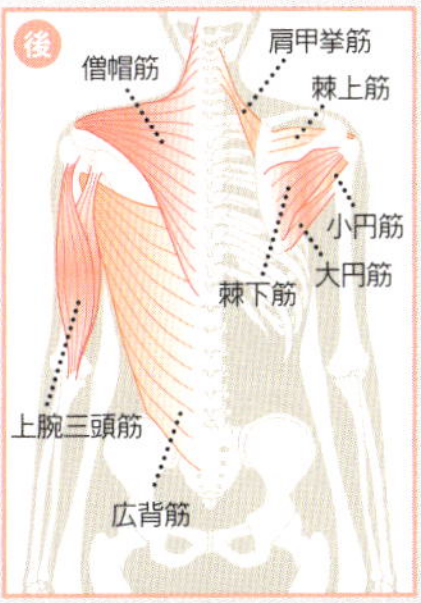

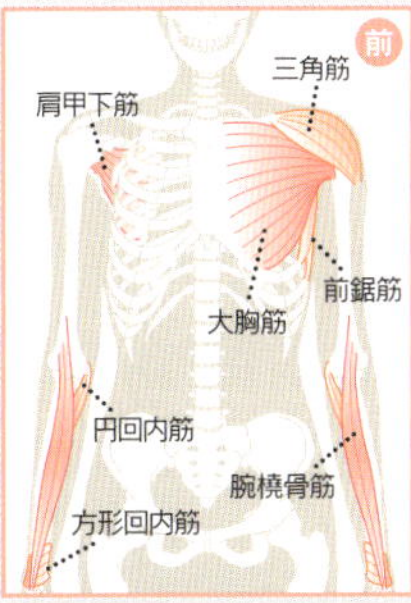

ココに効く！

基本編②
全身伸ばし〈前〉

1

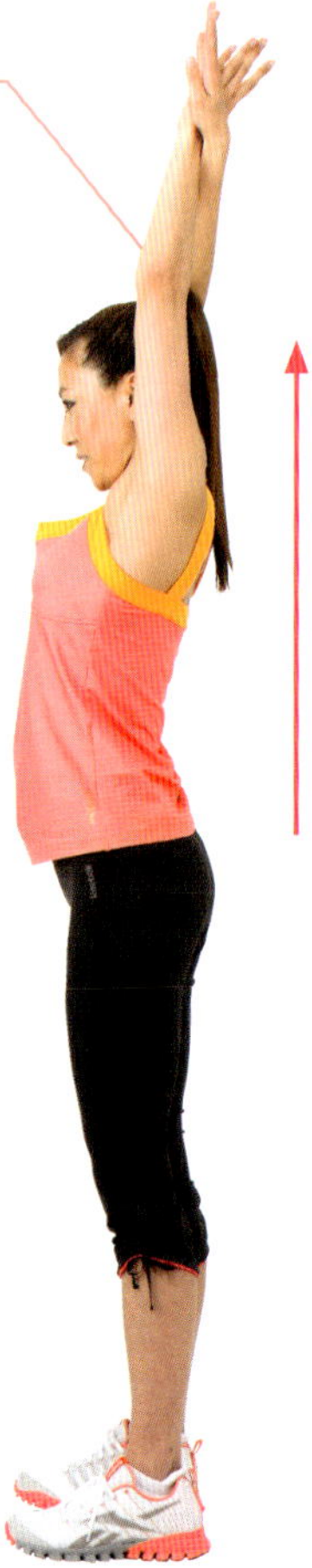

1回

手首をロックし
体を上に伸ばす

足を肩幅に開き、まっすぐ立ちます。腕を上げて、手首を頭の上で交差させましょう。息を吸いながら全身を上に伸ばします。

【主な効果】

- 血流アップ
- 肩こり緩和
- 腰痛緩和

前ページの「全身伸ばし〈上〉」と同様に、手首をロックするのがこのエクササイズのポイント。手首をロックすることで全身を連動させることができます。体を前に倒す際には腹筋や背筋も使うので、お腹まわりや背中のぜい肉が気になる人にもぴったり。なお、体は倒せる角度までで０K。無理は禁物です。

2

息を吐きながら体を前に倒す

息を吐きながら、お腹に力を入れて上半身をゆっくり倒します。上半身を倒せる位置まで倒したら、息を吸いながら1の姿勢に戻ります。

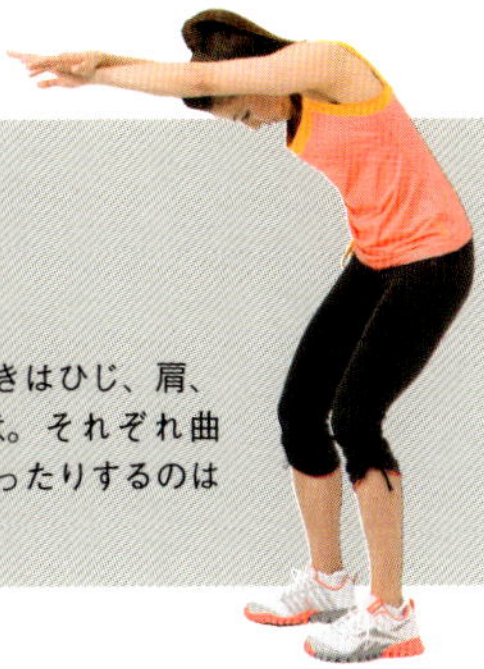

NG

上半身を倒すときはひじ、肩、腰、ひざに注意。それぞれ曲がったり、丸まったりするのはNGです。

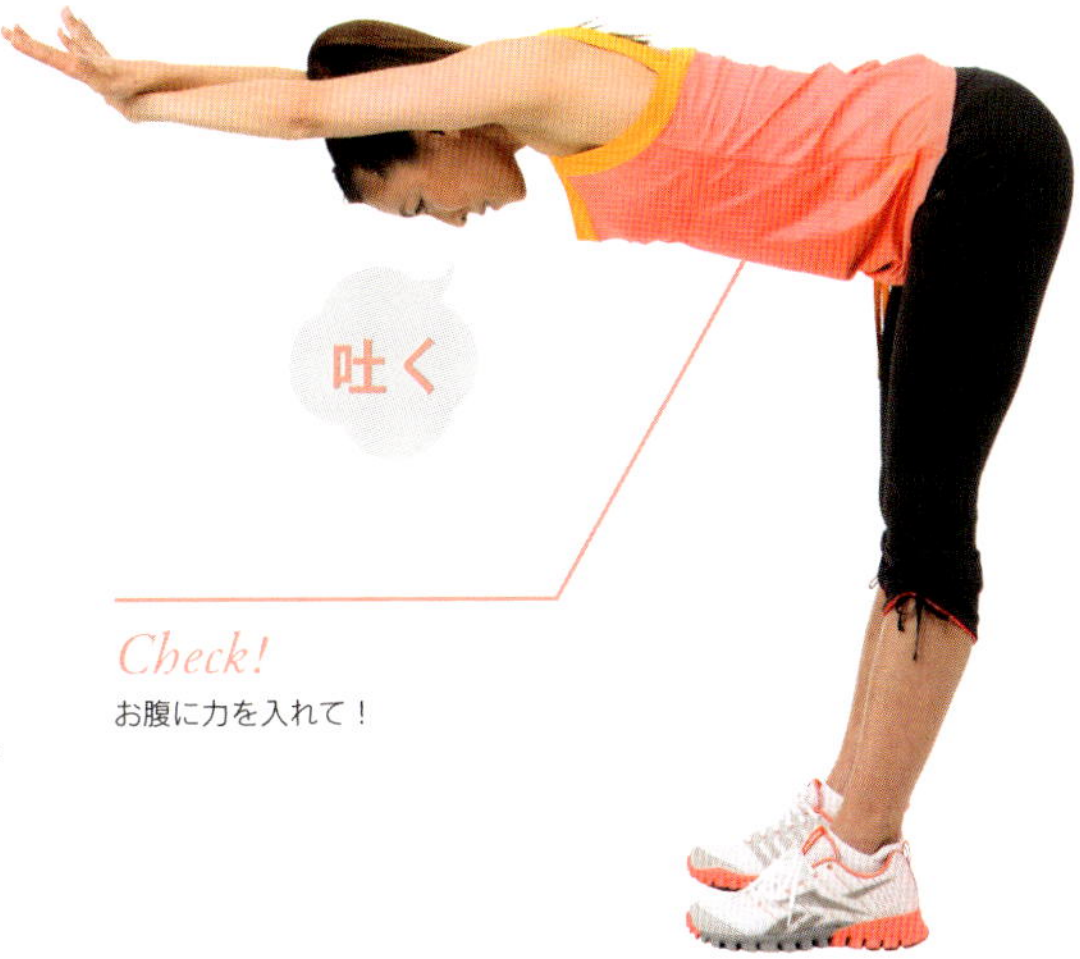

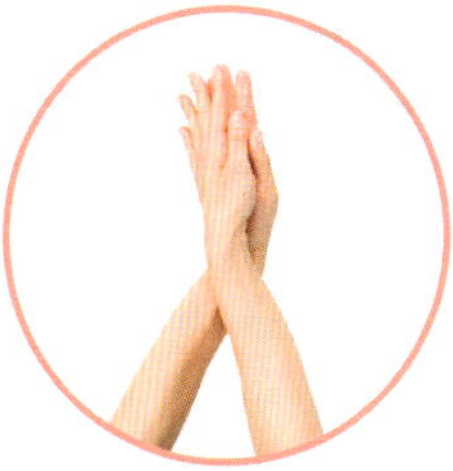

Point

できる人は、手のひらを合わせて行うとより効果的です。ただし、ひじは曲がらないようにしましょう。

Check!

お腹に力を入れて！

ココに効く！

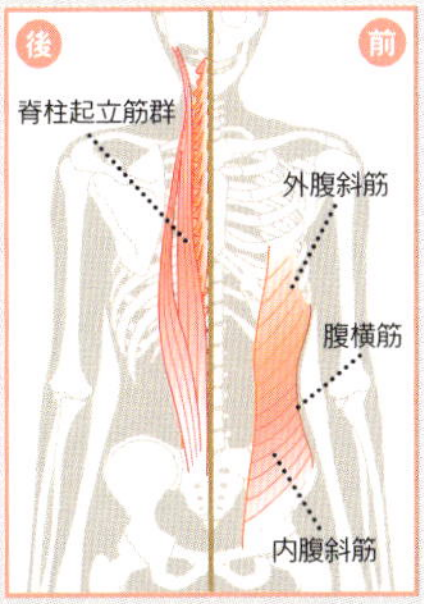

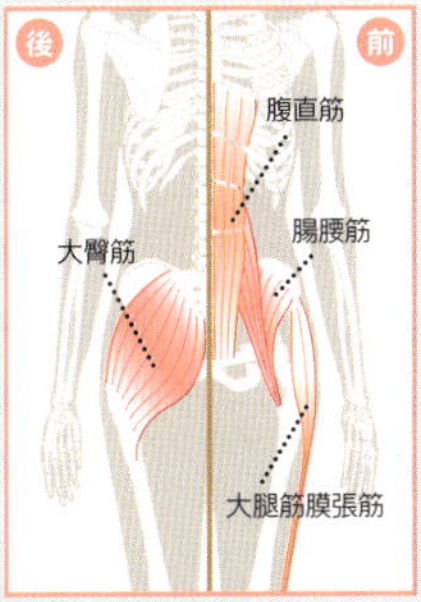

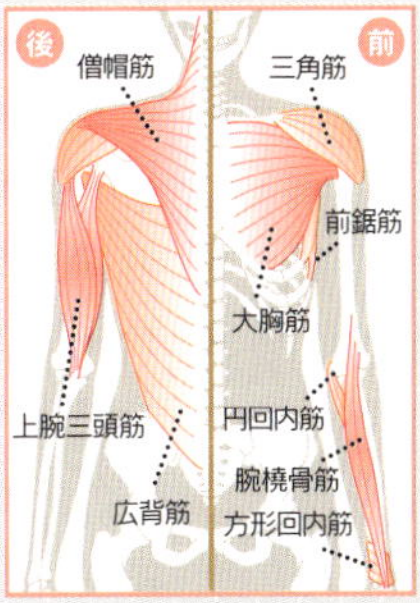

基本編③

全身伸ばし〈左右〉

1 手首をロックして上に伸ばす

足を肩幅に開き、まっすぐ立ちます。腕を上げて、手首を頭の上で交差させましょう。息を吸いながら全身を上に伸ばします。

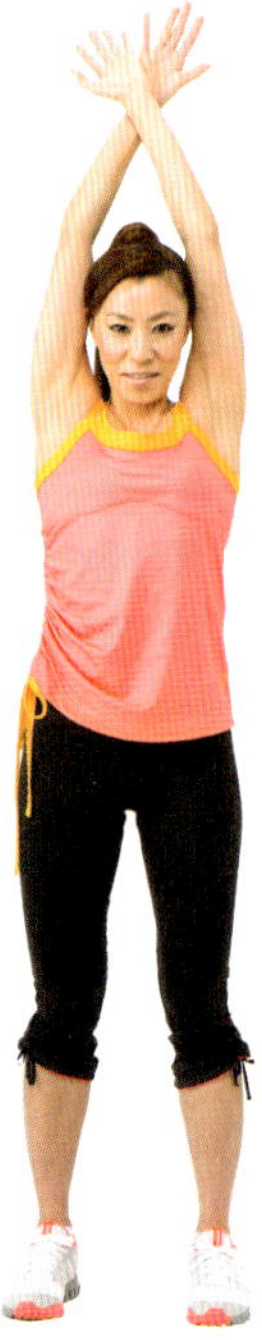

2 息を吐きながら体を左に倒す

手首を頭の上で交差させたまま、息を吐きながら体を左にゆっくり倒します。右側の腰がしっかり伸びているのを意識しましょう。

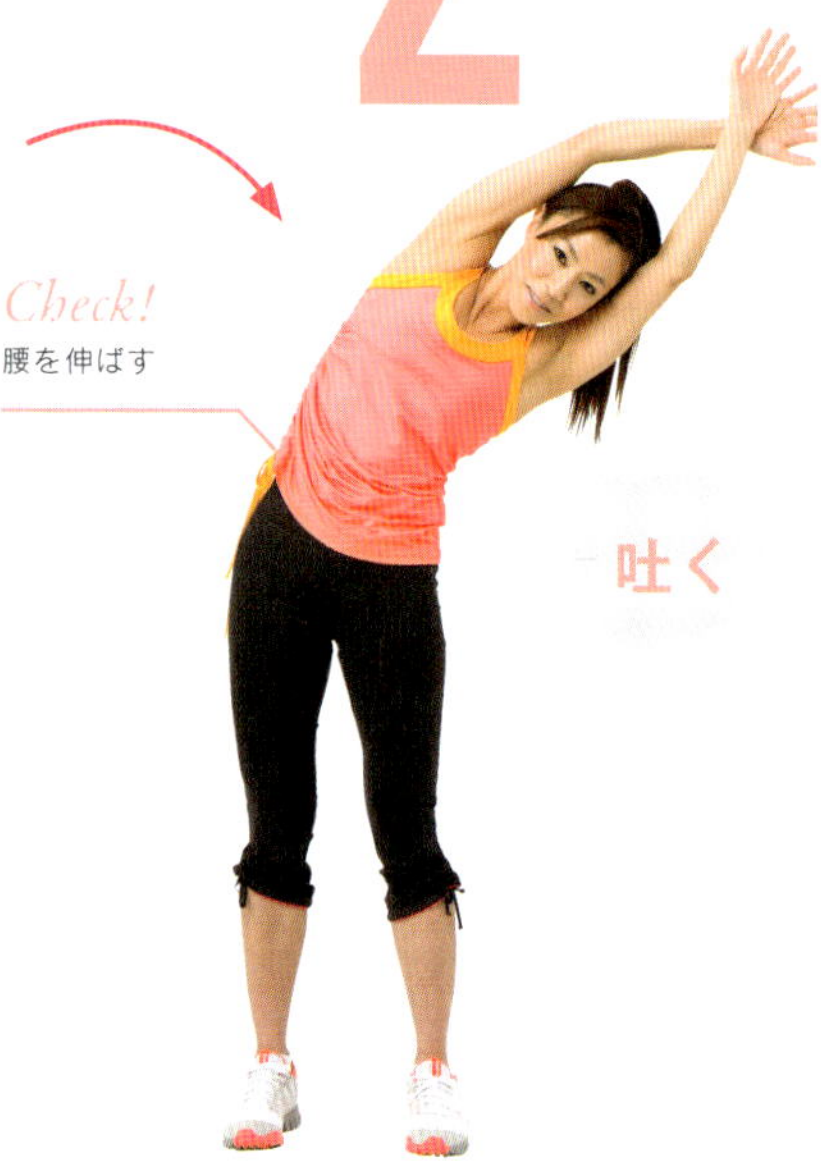

【主な効果】

- 血流アップ
- 肩こり緩和
- 下腹の引き締め

手首をロックすることで、手の指先からつま先までをくまなく動かせるのがこのエクササイズのメリットです。1本の棒になったつもりで、全身を気持ちよく伸ばしましょう。腰まわりの筋肉をしっかりストレッチできる上に可動域も向上するので、腰痛の改善や腰まわりをすっきりさせる効果も期待できます。

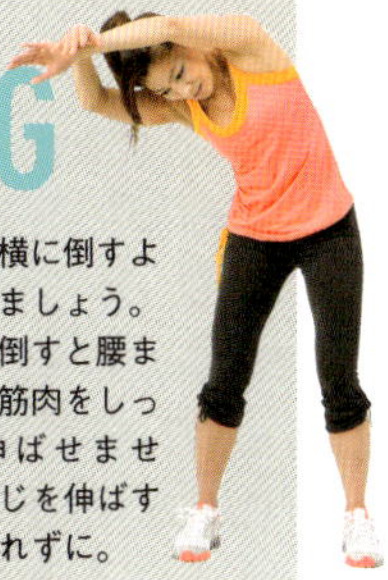

NG

体は真横に倒すようにしましょう。斜めに倒すと腰まわりの筋肉をしっかり伸ばせません。ひじを伸ばすのも忘れずに。

3 息を吸いながら体を起こす

息を吸いながら体を起こします。ひじも全身もまっすぐ伸びた状態を崩さないようにしましょう。

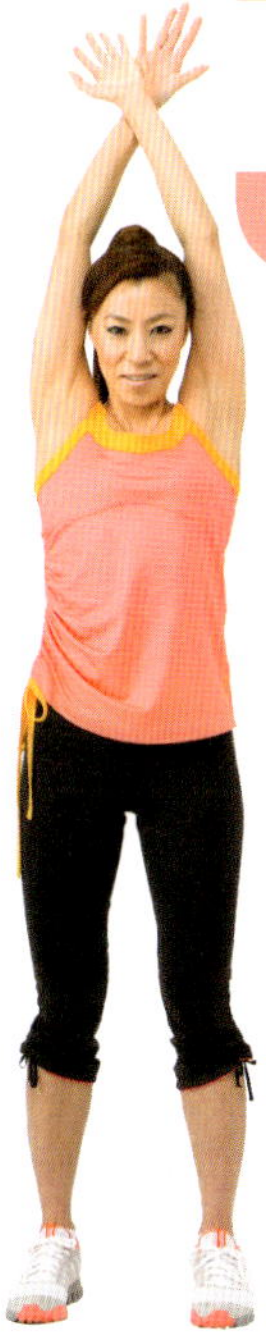

4 息を吐きながら体を右に倒す

続いて息を吐きながら体を右側に倒します。腰の左側がしっかり伸びているのを感じてください。

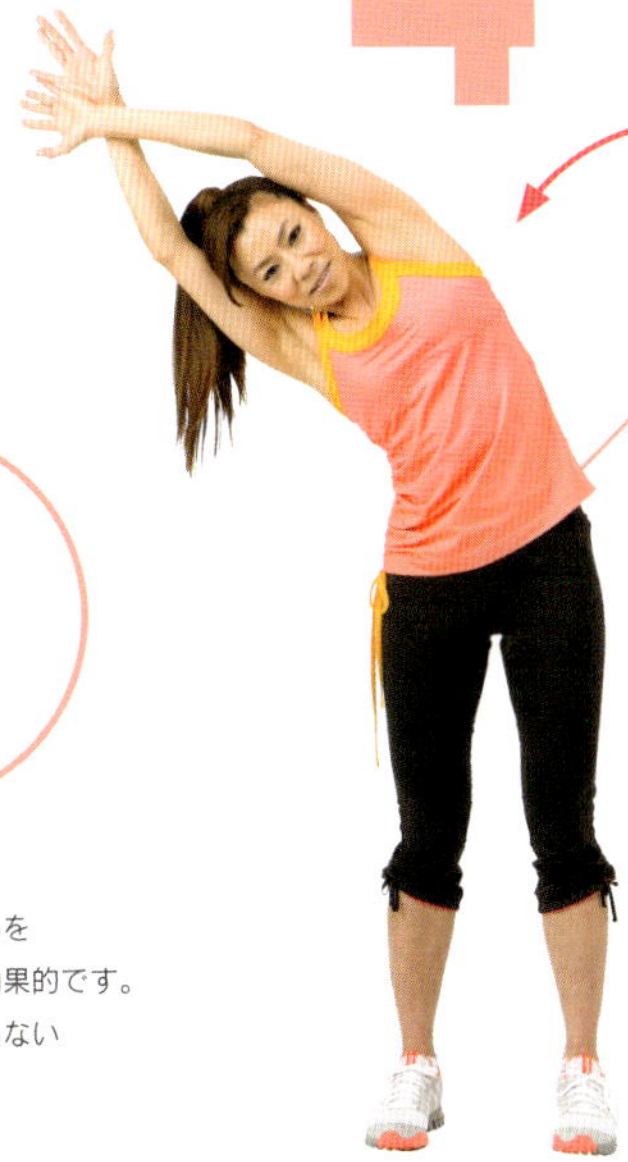

Check!
腰を伸ばす

1回

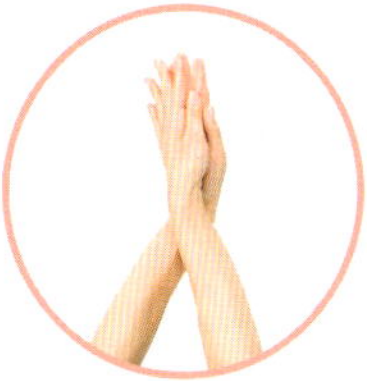

Point

できる人は、手のひらを合わせて行うとより効果的です。ただし、ひじは曲がらないようにしましょう。

ココに効く！

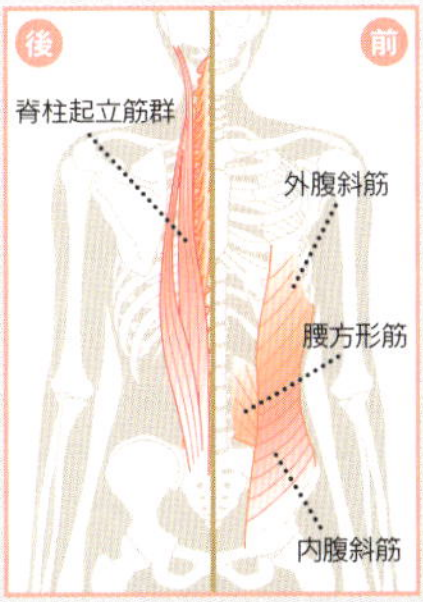

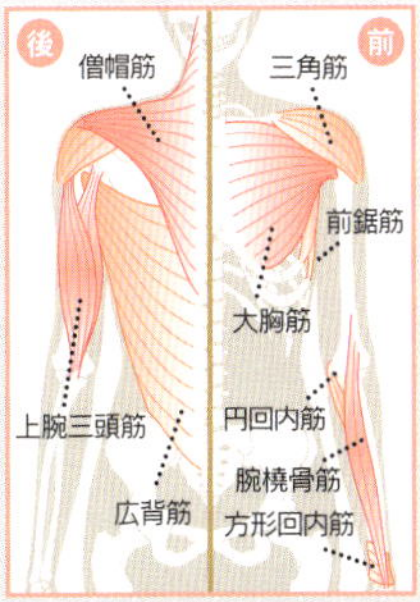

基本編④
足首揺らし

1

前
Front

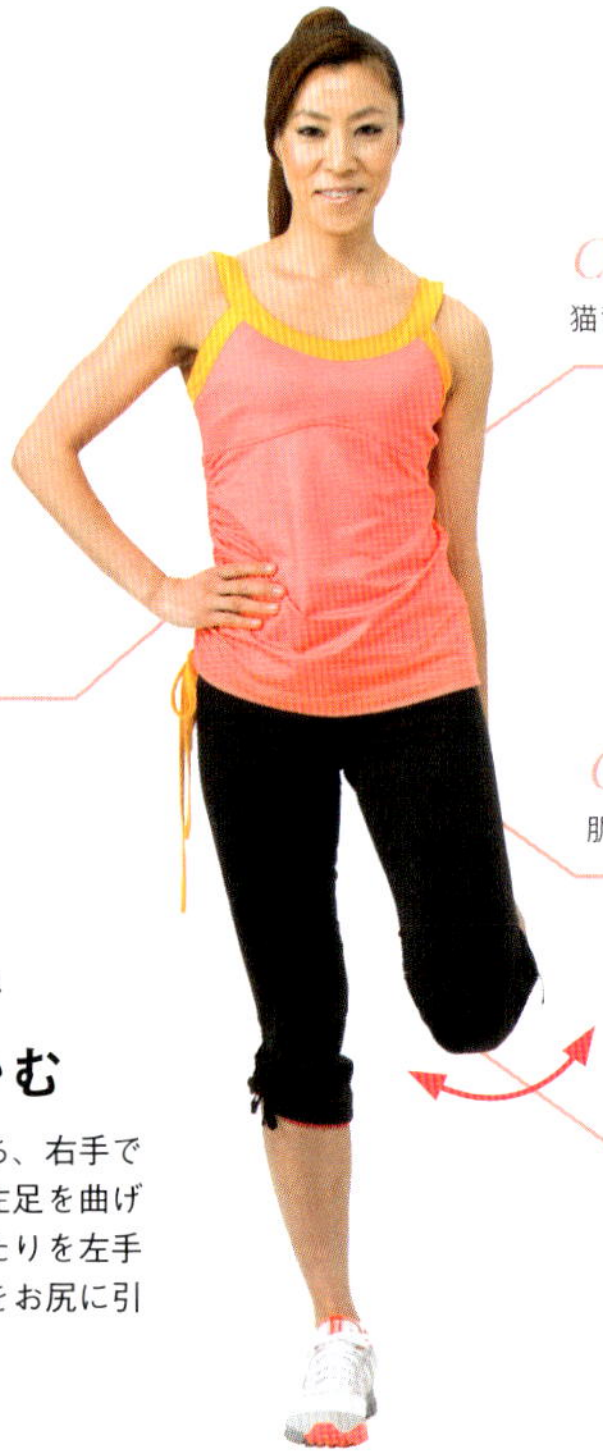
Check!
猫背にならないように
Check!
手で腰をつかむ
Check!
肌関節を意識して
Check!
前後、左右に揺らす

片足立ちで足首をつかむ

背筋を伸ばして立ち、右手で腰をつかみます。左足を曲げて足首の少し上あたりを左手でつかみ、かかとをお尻に引き寄せます。

【主な効果】

- 骨盤のゆがみの矯正
- バランス感覚の向上
- 足のむくみの改善

長時間の立ち仕事やデスクワークで足のむくみ、疲れが気になっている方も多いのでは？　そんな方におすすめしたいのがこの「足首揺らし」。足全体をリラックスさせて血流を促進し疲労を回復します。また骨盤の位置を正す効果も。バランスを取るのが難しい場合、慣れるまでは椅子などにつかまって行ってもＯＫ。

2

横
Side

足先を
ぶらぶら揺らす

1の姿勢のまま、足先を12秒間揺らしましょう。このとき、前かがみにならないように注意してください。左右の足を替えて同様に行います。

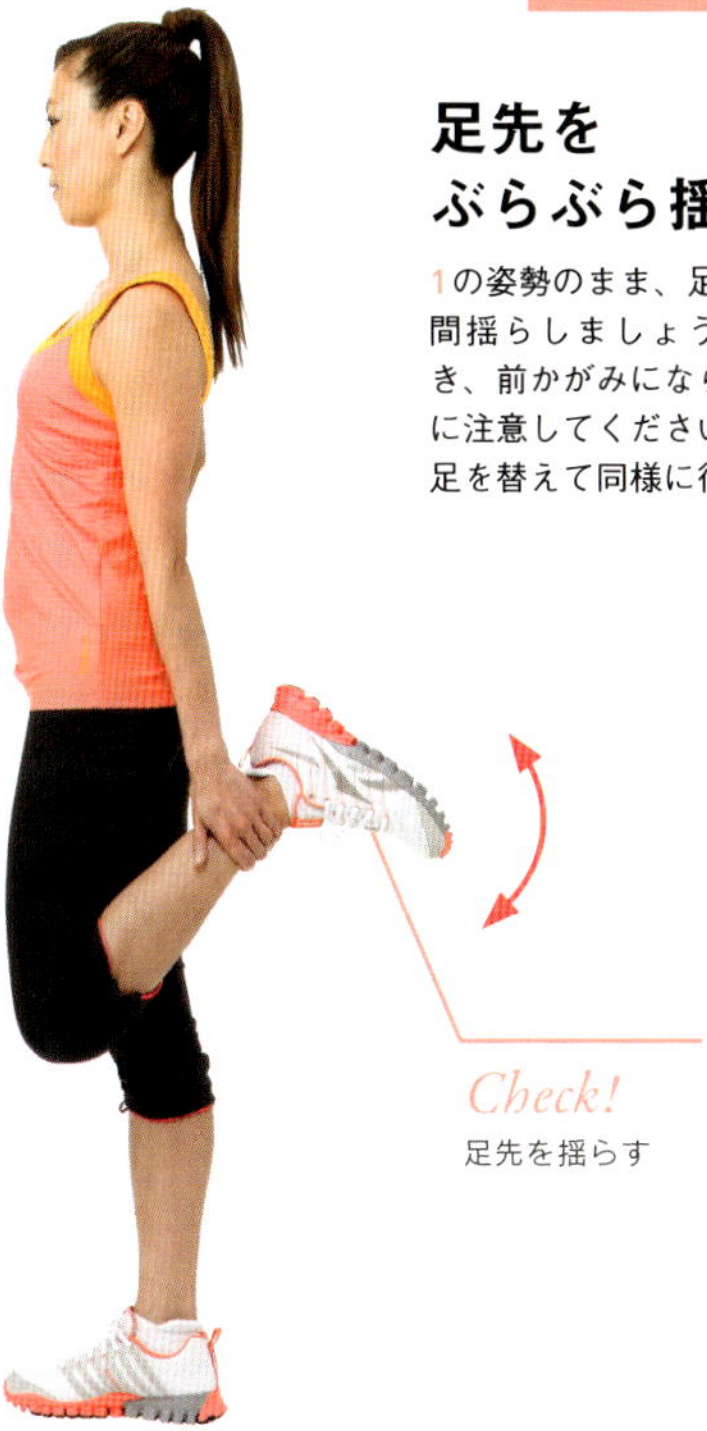

Check!
足先を揺らす

左右 12秒

NG

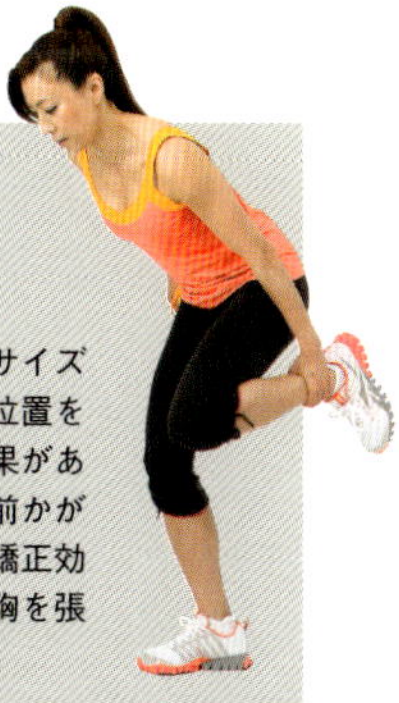

このエクササイズには骨盤の位置を矯正する効果がありますが、前かがみで行うと矯正効果はゼロ。胸を張りましょう。

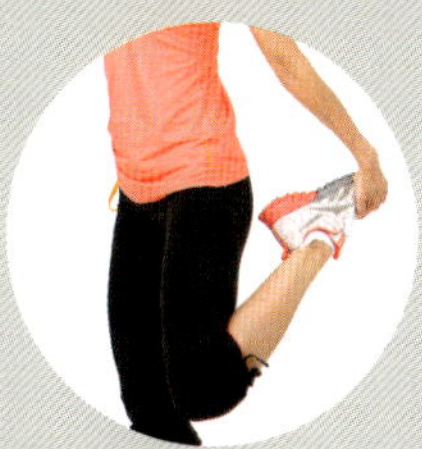

足の甲を持つと足全体の筋肉が緊張状態に。足首の上を持って、足全体をリラックスさせることが重要です。

ココに効く！

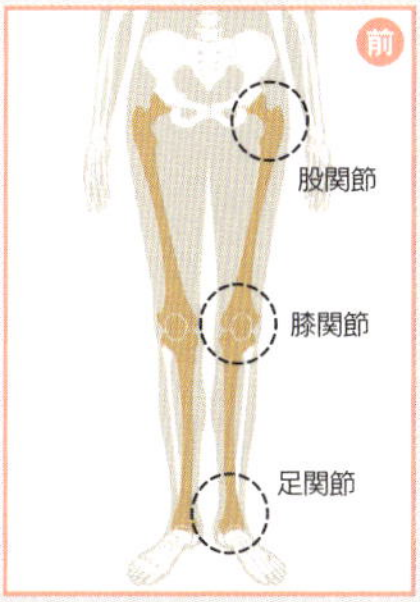

足関節、膝関節、股関節ネットワークの連動運動を促す

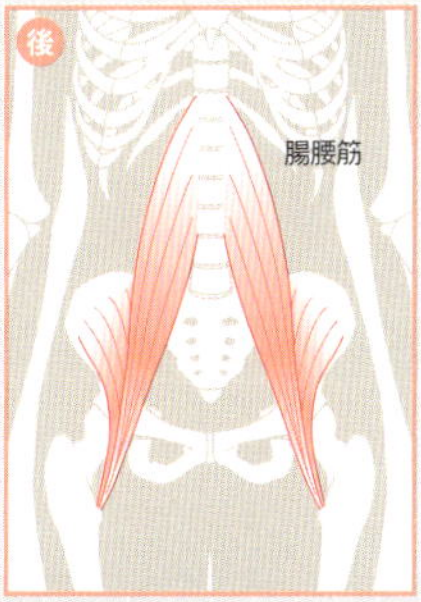

腸腰筋のストレッチ

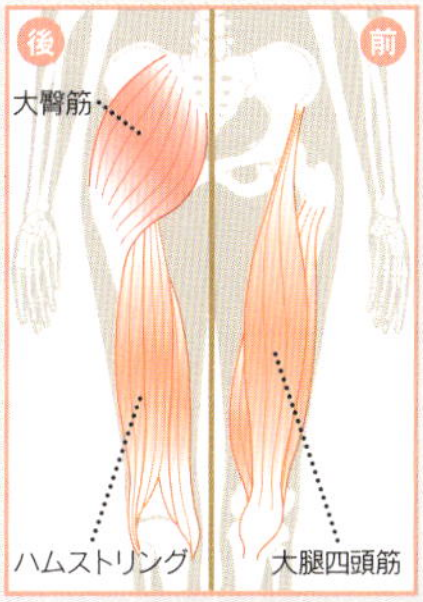

基本編⑤

かかと&つま先の上げ下げ

8回

1 かかとをアップ&ダウン

足を肩幅に開き、まっすぐに立ちます。そのままかかとを上げ下げ。ふくらはぎの筋肉を使っていることを意識しましょう。8回行います。

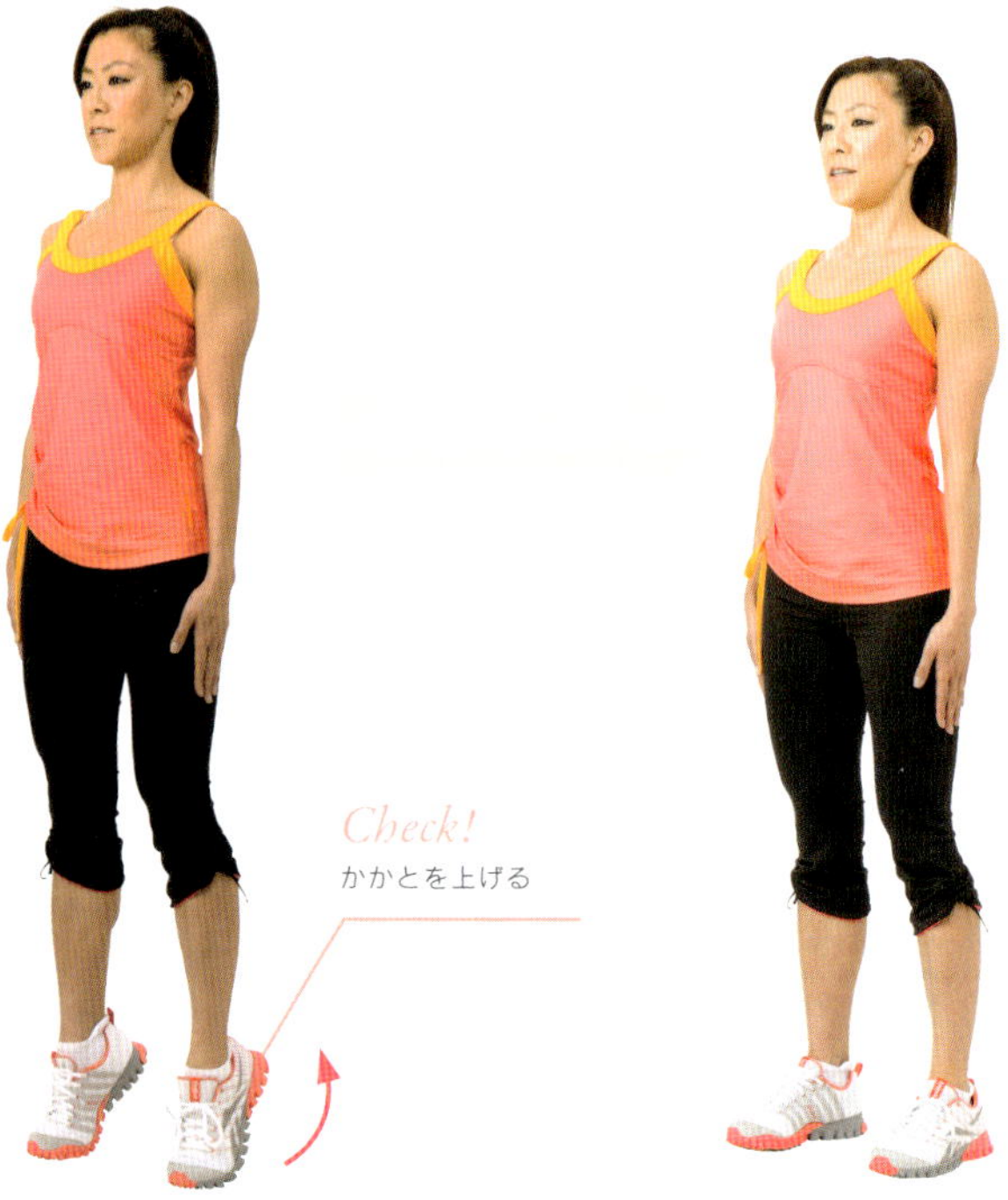

【主な効果】

- 下腿の筋肉の強化
- バランス感覚の向上
- 下腿のむくみ・冷えの改善

かかととつま先を上げ下げすることで、滞りがちな下腿の血流を促進。ふくらはぎや足首のむくみ解消に効果的です。同時に、バランス力の強化にも役立ちます。なお、かかとを上げ下げするときは前かがみにならないように、つま先を上げ下げするときはバランスを崩して後ろに倒れないように注意してください。

8回

2 つま先を アップ＆ダウン

足を肩幅に開き、まっすぐに立ちます。そのままつま先を上げ下げ。すねの筋肉を使っていることを意識してください。8回繰り返します。

Check!
つま先を上げる

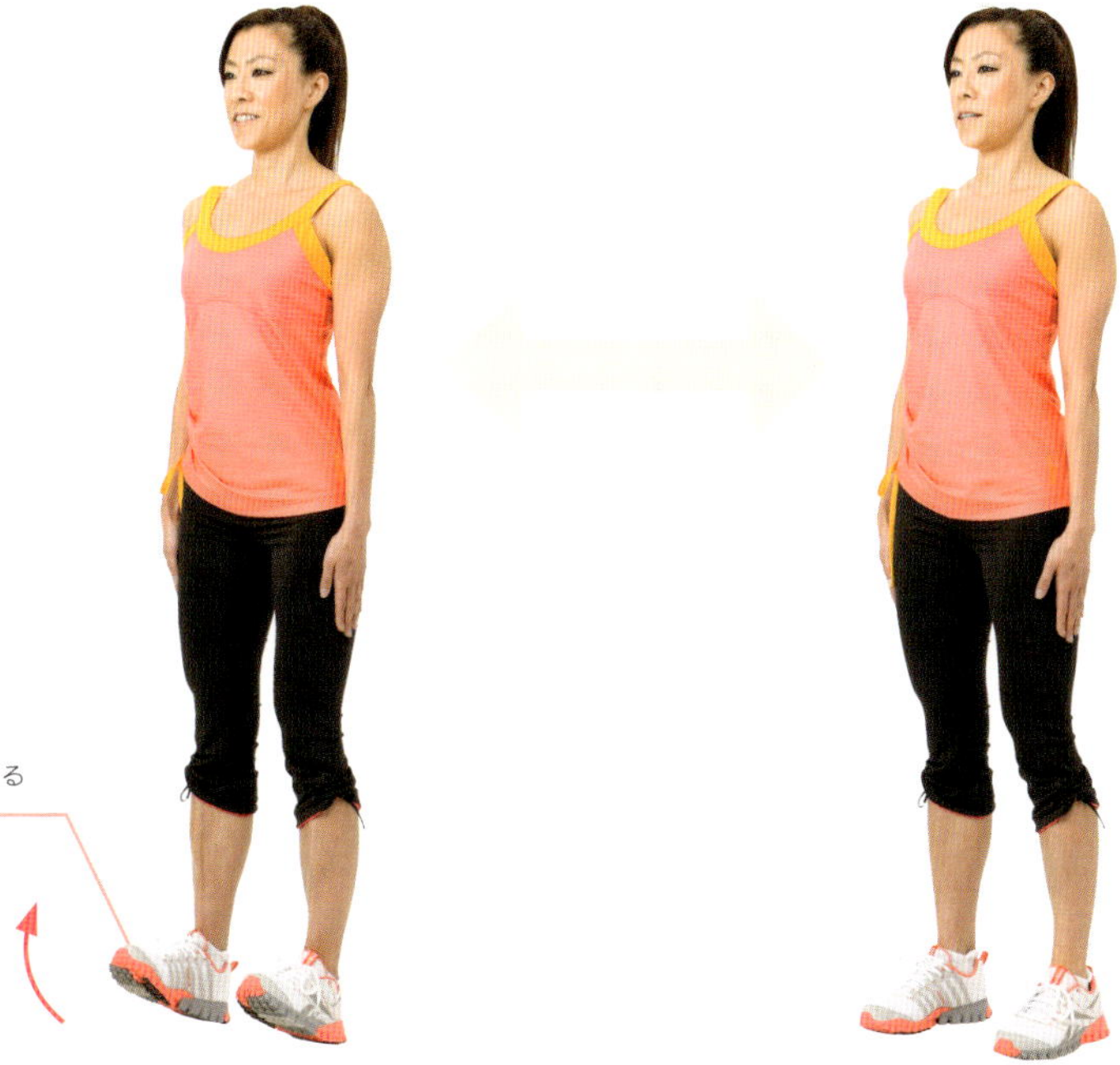

ココに効く！

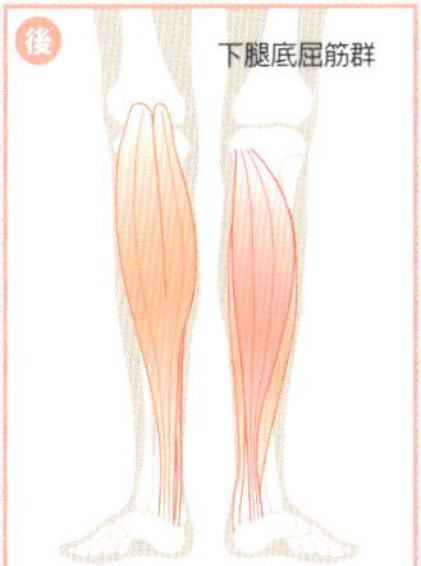

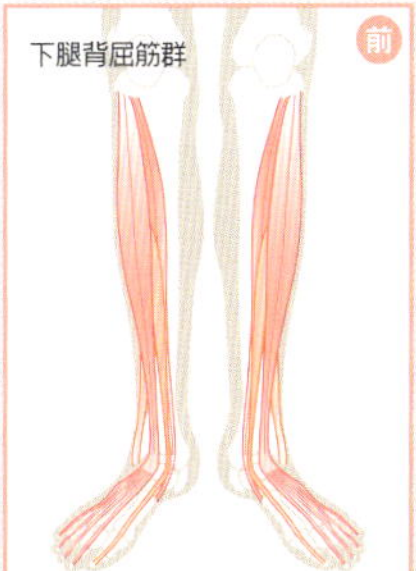

基本編⑥ 両腕の投げ上げ

1

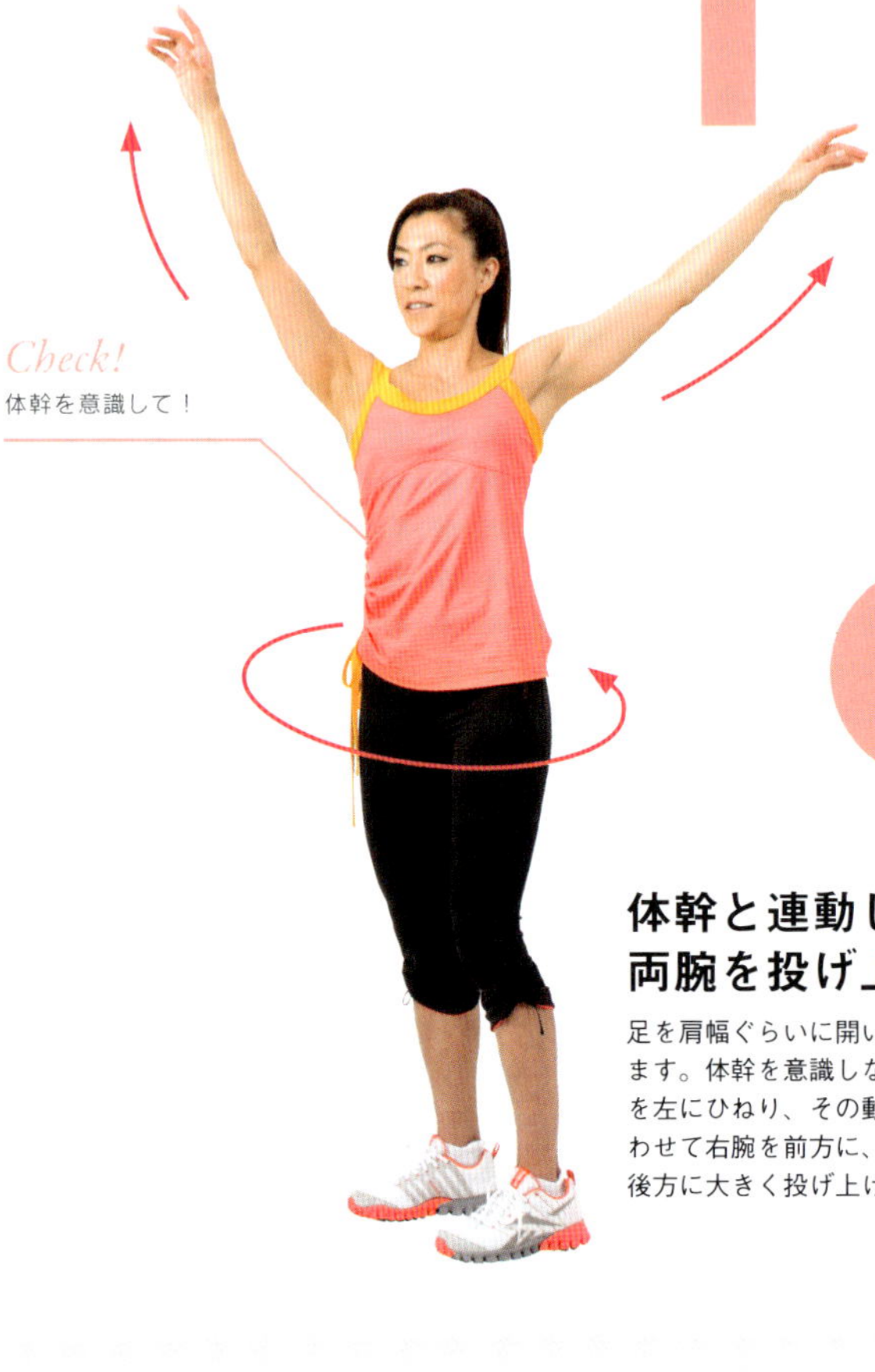

16回

体幹と連動して両腕を投げ上げ

足を肩幅ぐらいに開いて立ちます。体幹を意識しながら体を左にひねり、その動きに合わせて右腕を前方に、左腕を後方に大きく投げ上げます。

【主な効果】

- 神経、筋運動の教育
- 肩こり緩和
- 体幹と上肢の連動強化

このエクササイズの目的は、脳から出た指令が、神経→体幹→腕へとスムーズに伝わるよう神経や筋運動を再教育すること。腕だけを動かそうとするのではなく、体幹を左右に揺すってそれに合わせて腕が動くようになるまで練習してみてください。何度かやっているうちに、体幹からスムーズに動けるようになるはずです。

2

Check!

腕に力を入れない

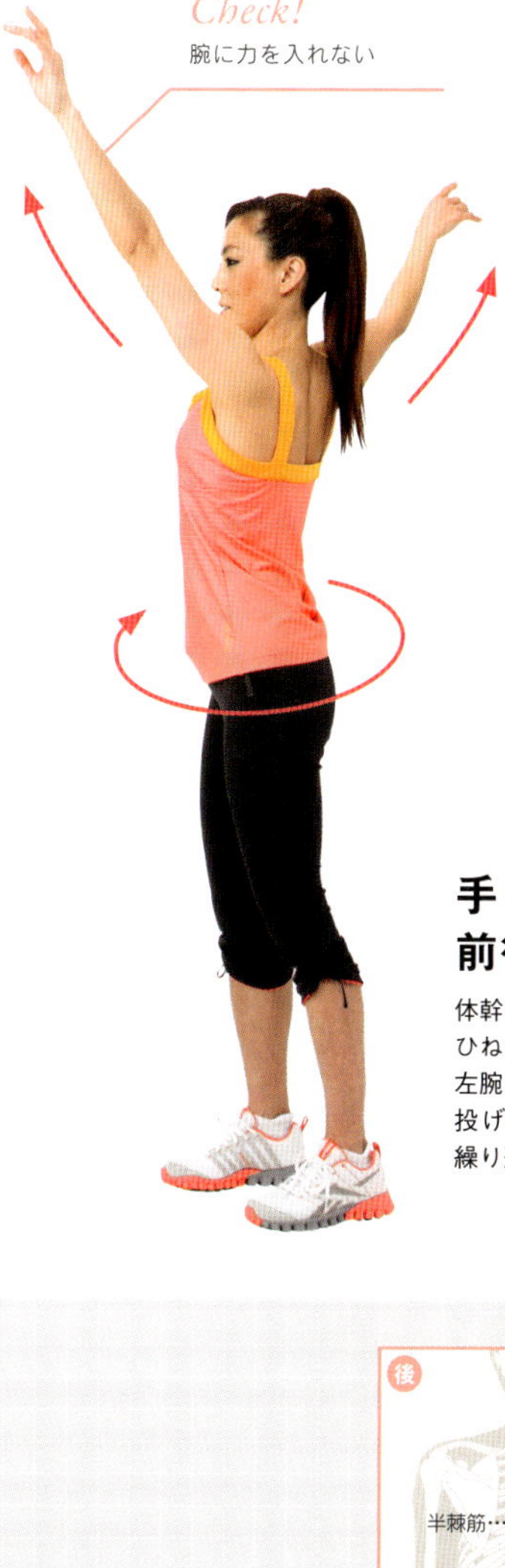

手を替えて前後に投げ上げ

体幹を意識しながら体を右にひねり、その動きに合わせて左腕を前方に、右腕を後方に投げ上げます。1、2を16回繰り返します。

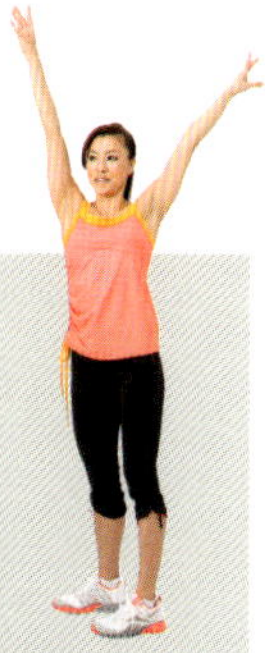

NG

腕を動かすのではなく、体幹を左右に揺すって、それに合わせて腕を自然に投げ上げるのが上手に行うコツです。

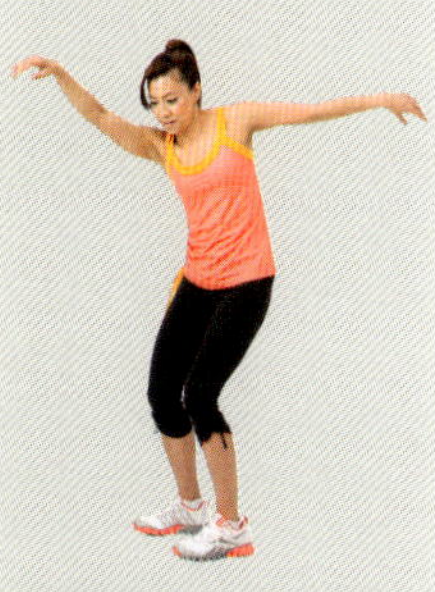

姿勢が崩れるのもNGです。前かがみのまま行うと体幹をしっかり動かせません。気をつけましょう。

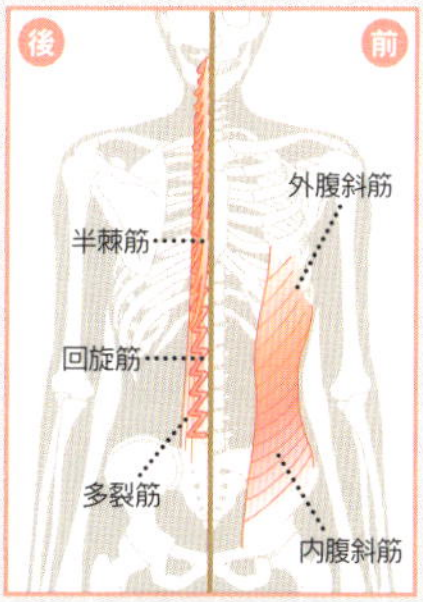

ココに効く！

Basic
07

CELL EXERCISE
Chapter 3

基本編⑦

両腕の回旋

1 腕の力を抜いてまっすぐ立つ

足を肩幅ぐらいに開き、まっすぐ立ちます。猫背や出っ尻にならないように注意しましょう。上半身、特に腕の力を抜きます。

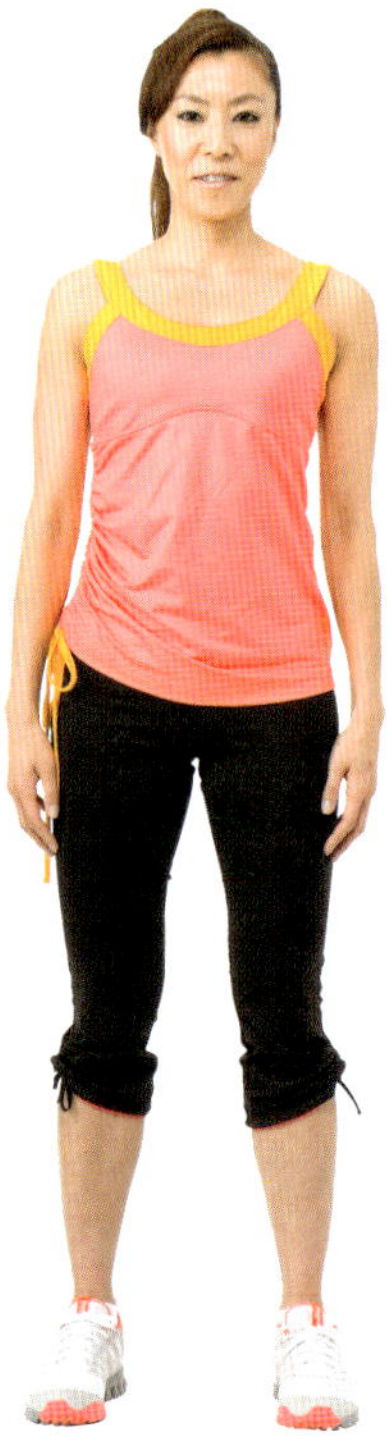

2 体幹を回転して腕を巻きつける

体幹を左に回転させます。その動きに連動して、脱力した両腕が体の左側に巻きつくように振れたらOK。腕に力を入れないようにしましょう。

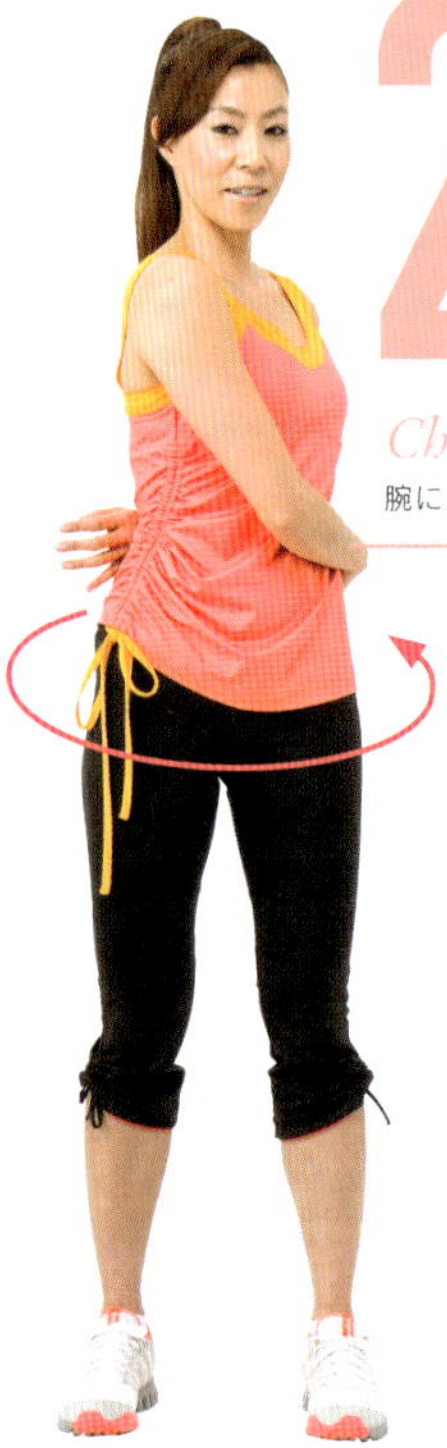

Check!
腕に力を入れない

【主な効果】

- 神経、筋連動の教育
- 手先の冷えの改善

前ページの「両腕の投げ上げ」と同様に、脳→神経→体幹→腕への情報伝達をスムーズにするためのエクササイズです。情報伝達がスムーズに行われて体幹から動けるようになれば、体を効率よく、美しく、ダイナミックに使えるようになります。意識しなくても体幹から動けるようになるまで何度もやってみてください。

体幹に合わせて腕を反対に振る

続いて、体幹を右に回転させます。その動きにつられて、脱力した両腕が体の右側に巻きつくようにしましょう。2、3を16回行います。

3

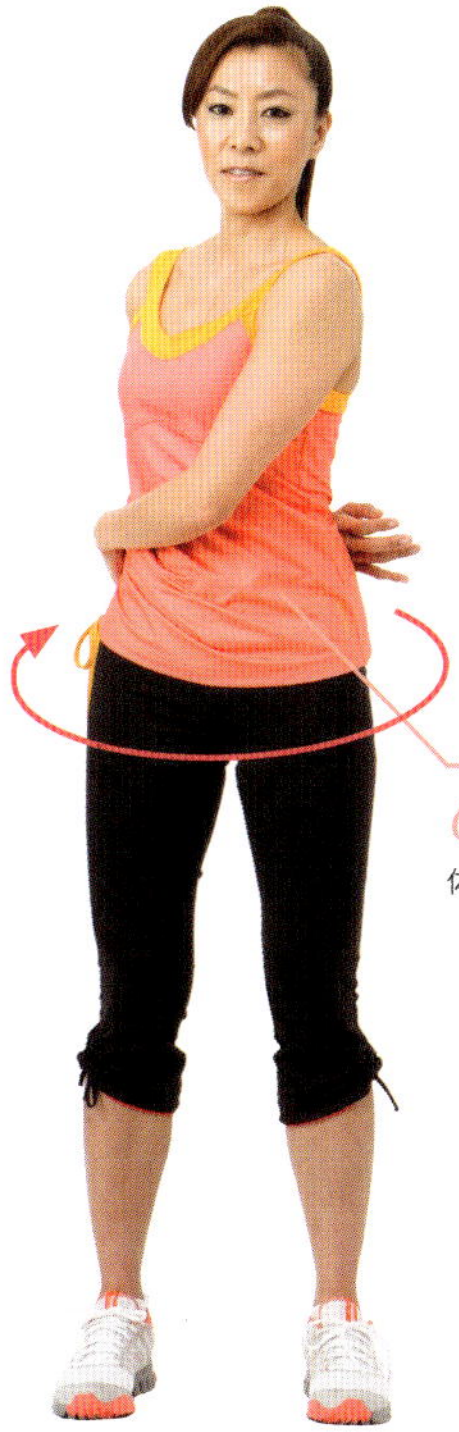

Check!
体幹をグラグラさせない

16回

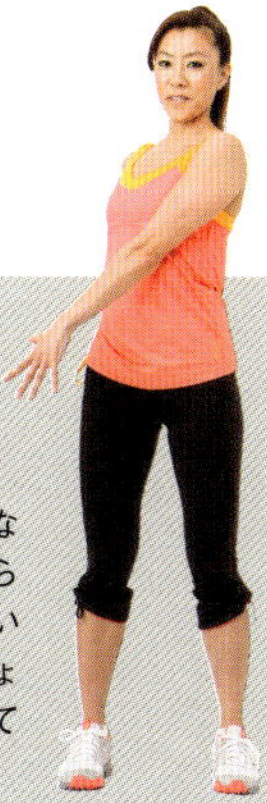

NG

腕は「振る」のではなく、体幹の回転につられて「振られる」という感覚で行いましょう。腕は常に脱力しておきます。

ココに効く！

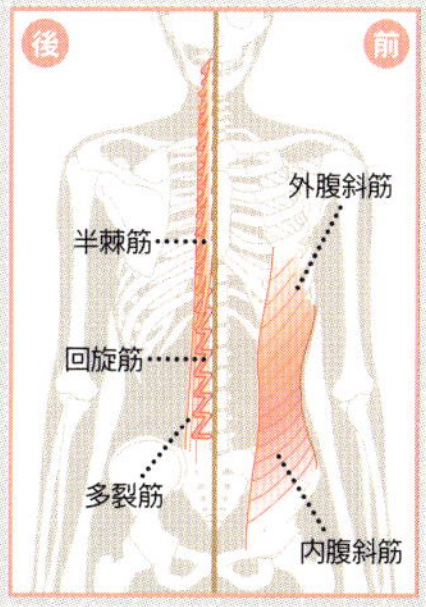

Basic
08

CELL EXERCISE
Chapter 3

基本編⑧

肩甲骨回し〈上〉

1 手首をロックして上に伸ばす

足を肩幅ぐらいに開いて立ちます。手首を頭の上で交差したら、息を吸いながら上から引っ張られるようなイメージで全身を上に伸ばします。

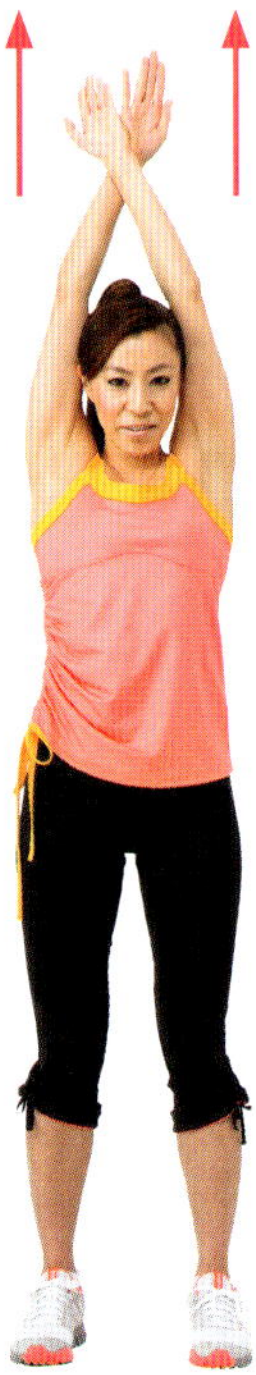

2 半円を描くように両腕を広げる

1の姿勢から、手のひらで空中に半円を描くようなイメージで腕を左右に広げます。ひじを後ろに引いて胸を張るようにしましょう。

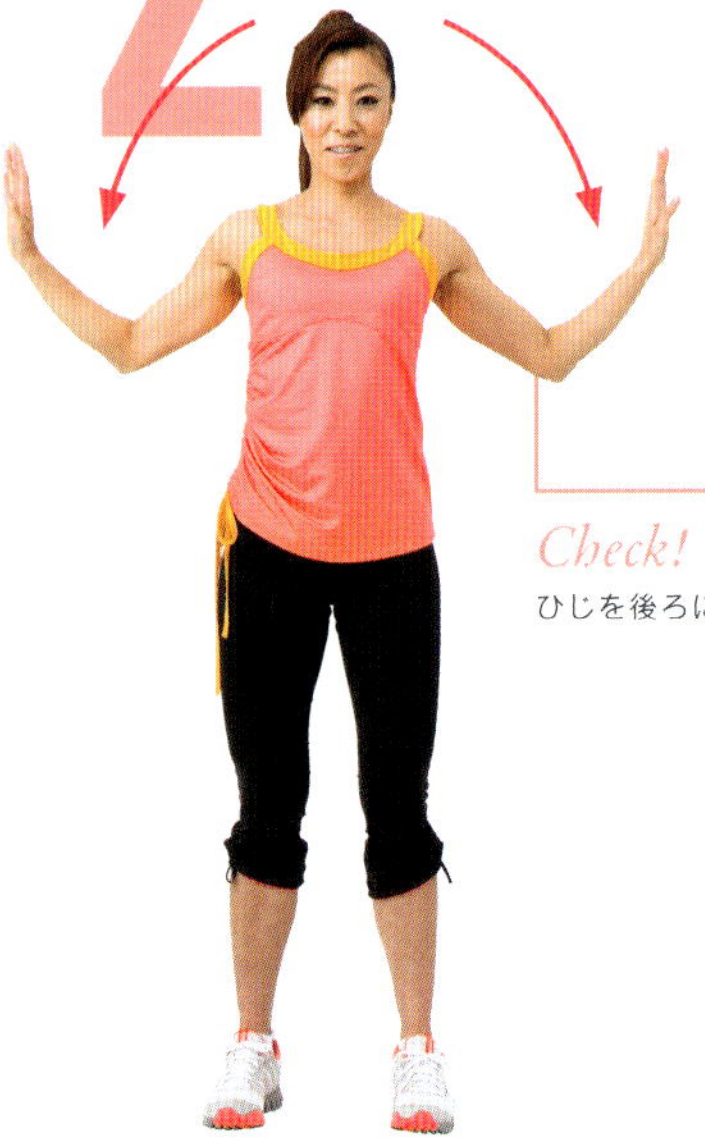

Check!
ひじを後ろに引く

【主な効果】

- 体幹と腕の連動の強化
- 肩こり緩和
- 肩関節の可動域の向上

平泳ぎを連想させるこのエクササイズは、腕を動かす要である肩甲骨とその周辺の筋肉を刺激し、肩と腕の動きを滑らかにする効果があります。肩こりや背中のこわばりに即効性があるので、肩や背中の痛みに悩んでいる方はぜひやってみてください。ほかに、バストアップ効果もあり。女性にもおすすめです。

3

胸の前で腕をクロス

肩甲骨の動きを意識しながら胸の前で手首を交差させます。腕をクロスしたときに猫背になったり、肩が上がったりしないよう注意してください。

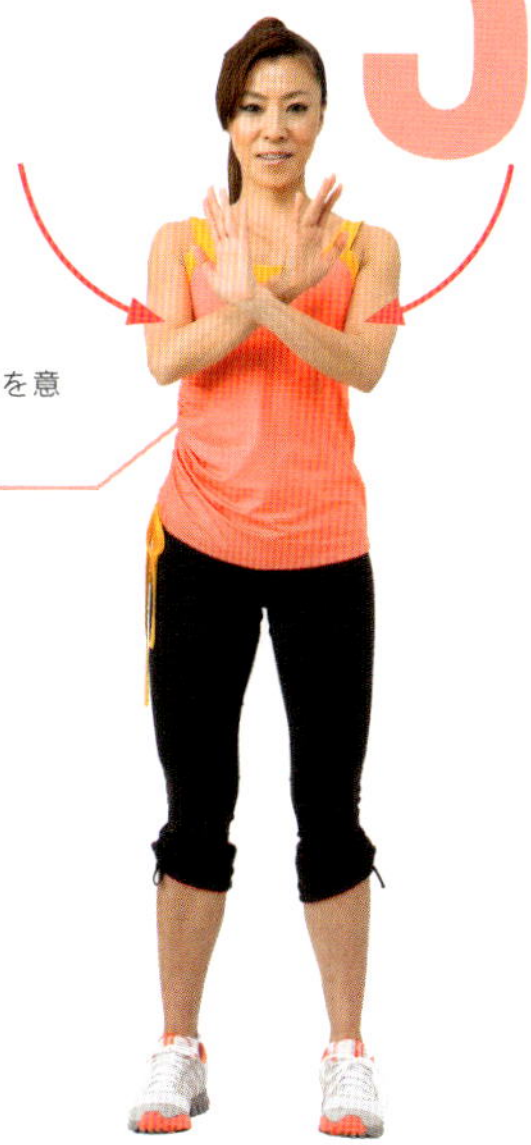

Check!
肩甲骨が動くのを意識して

4

手首を交差し再び全身を上に伸ばす

手首を交差させたまま、腕を上げて全身を伸ばします。1～4の一連の動きは平泳ぎをイメージするとよいでしょう。1～4を4回繰り返します。

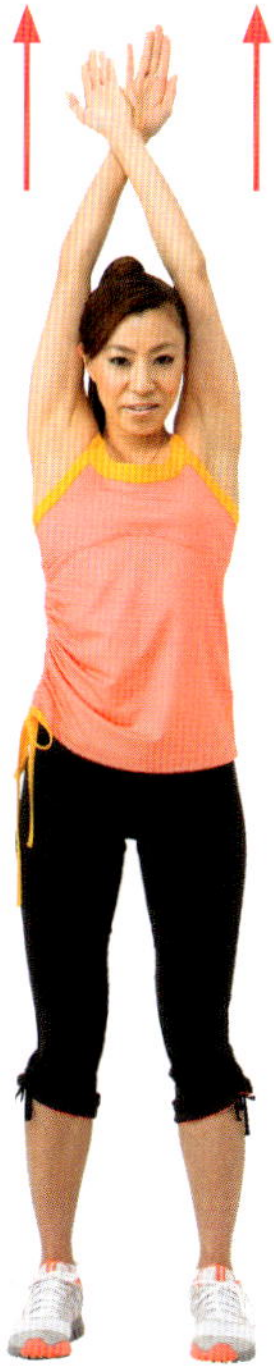

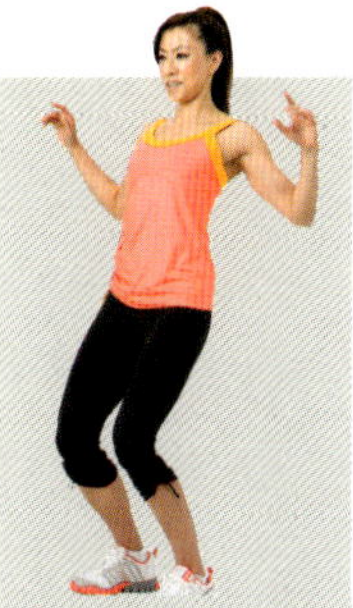

NG

腕の動きばかりを意識すると姿勢が崩れがち。体が後ろに倒れ気味になるのも猫背になるのもどちらもNGです。

4回

ココに効く！

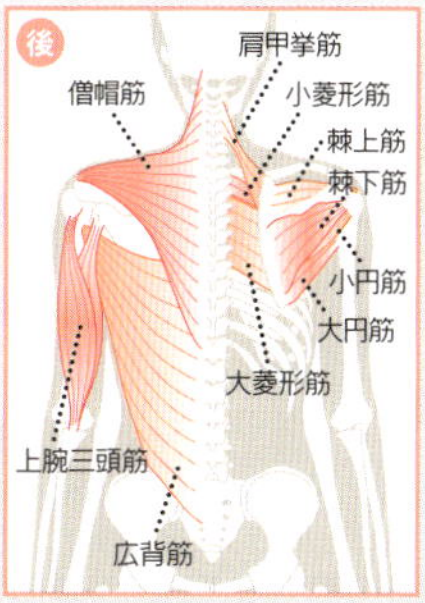

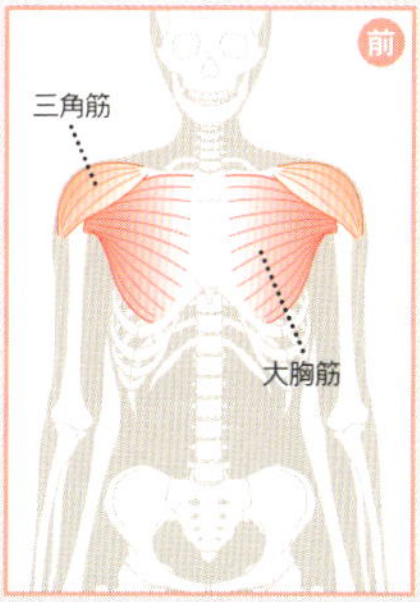

Basic
09

CELL EXERCISE
Chapter 3

基本編⑨

肩甲骨回し〈前〉

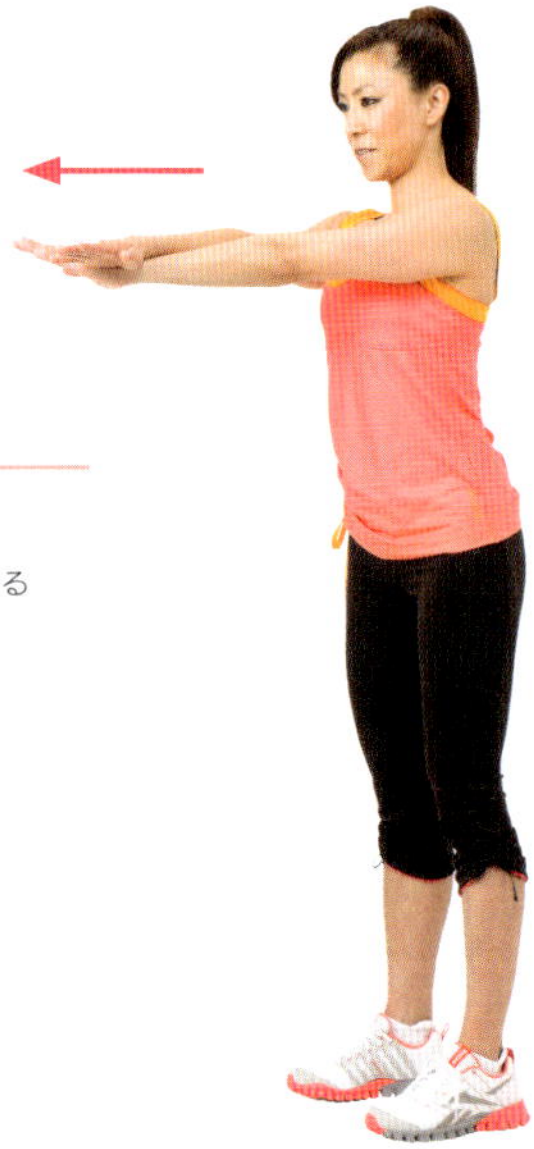

1 腕を伸ばして手首を交差

足を肩幅に開いてまっすぐ立ち、腕を前に伸ばします。そのまま腕が床と平行になる高さまで上げたら、手のひらを下に向けて手首を交差。

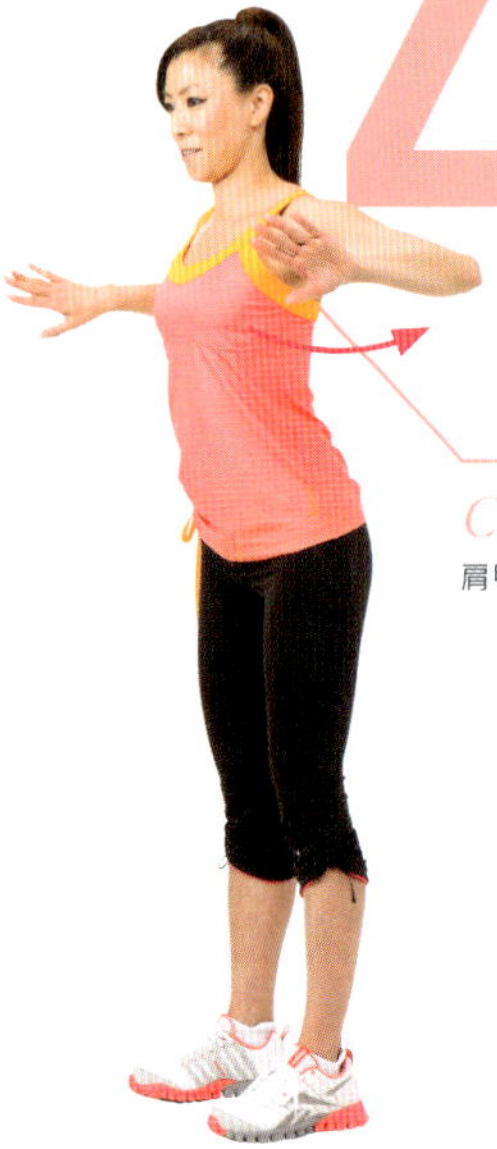

Check!
肩甲骨を寄せる

2 ひじを後ろに引き肩甲骨を寄せる

1の腕を伸ばした状態から、両ひじを後ろに大きく引きます。肩甲骨が寄っているのを意識しましょう。体が前のめりにならないように注意。

【主な効果】

- 頸部・肩の緊張緩和
- バストアップ

前ページの「肩甲骨回し〈上〉」と同じく、肩甲骨とその周辺の筋肉を刺激し、肩甲骨の動きをスムーズにするためのエクササイズです。前かがみの姿勢で行った方が腕をラクに動かせますが、それでは効果はゼロ。胸を張った姿勢のまま、できるだけ腕を大きく動かすことが重要です。覚えておきましょう。

ご愛読ありがとうございます。

読者カード

●ご購入作品名

[　　　　　　　　　　　　　　　　　　　　　　　　]

●この本をどこでお知りになりましたか？

1. 書店（書店名　　　　　　　　　　　　）　2. 新聞広告

3. ネット広告　　4. その他（　　　　　　　　　　）

年齢　　歳　　　　性別　　男・女

ご職業　1.学生(大・高・中・小・その他)　2.会社員　3.公務員

4.教員　5.会社経営　6.自営業　7.主婦　8.その他(　　)

●ご意見、ご感想などありましたら、是非お聞かせください。

……………………………………………………………

……………………………………………………………

……………………………………………………………

……………………………………………………………

……………………………………………………………

……………………………………………………………

……………………………………………………………

……………………………………………………………

●ご感想を広告等、書籍のPRに使わせていただいてもよろしいですか？

（実名で可・匿名で可・不可）

●このハガキに記載していただいたあなたの個人情報（住所・氏名・電話番号・メールアドレスなど）宛に、今後ポプラ社がご案内やアンケートのお願いをお送りさせていただいてよろしいでしょうか。なお、ご記入がない場合は「いいえ」と判断させていただきます。

（はい・いいえ）

本ハガキで取得させていただきますお客様の個人情報は、以下のガイドラインに基づいて、厳重に取り扱います。

1. お客様より収集させていただいた個人情報は、よりよい出版物、製品、サービスをつくるために編集の参考にさせていただきます。
2. お客様より収集させていただいた個人情報は、厳重に管理いたします。
3. お客様より収集させていただいた個人情報は、お客様の承諾を得た範囲を超えて使用いたしません。
4. お客様より収集させていただいた個人情報は、お客様の許可なく当社、当社関連会社以外の第三者に開示することはありません。
5. お客様から収集させていただいた情報を統計化した情報（購読者の平均年齢など）を第三者に開示することがあります。

●ご協力ありがとうございました。

郵便はがき

おそれいりますが切手をおはりください。

1 6 0-8 5 6 5

〈受取人〉

東京都新宿区大京町22—1

株式会社

ポプラ社

編集局一般書　行

お名前　（フリガナ）

ご住所　〒　　　TEL

e-mail

ご記入日　　年　　月　　日

3

腕を前に出して手首を交差

腕を少し前に出し、胸の前で手首を交差させます。このとき、2で寄った肩甲骨が開くのを意識するのがポイントです。体幹はまっすぐをキープ。

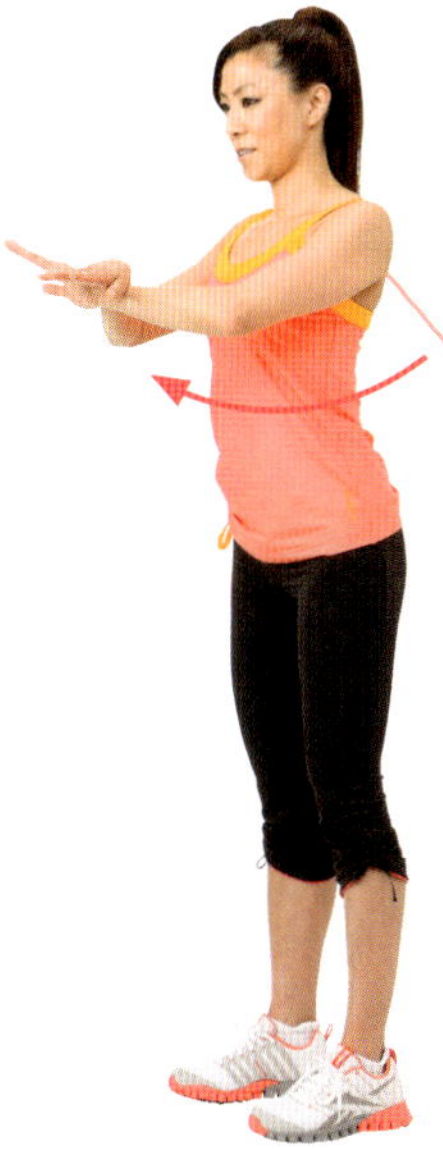

Check!
肩甲骨を開く

4

腕をまっすぐ前に伸ばす

手首を交差したまま、腕をまっすぐ前に伸ばします。1〜4の一連の動きは平泳ぎをイメージするとよいでしょう。1〜4を4回繰り返します。

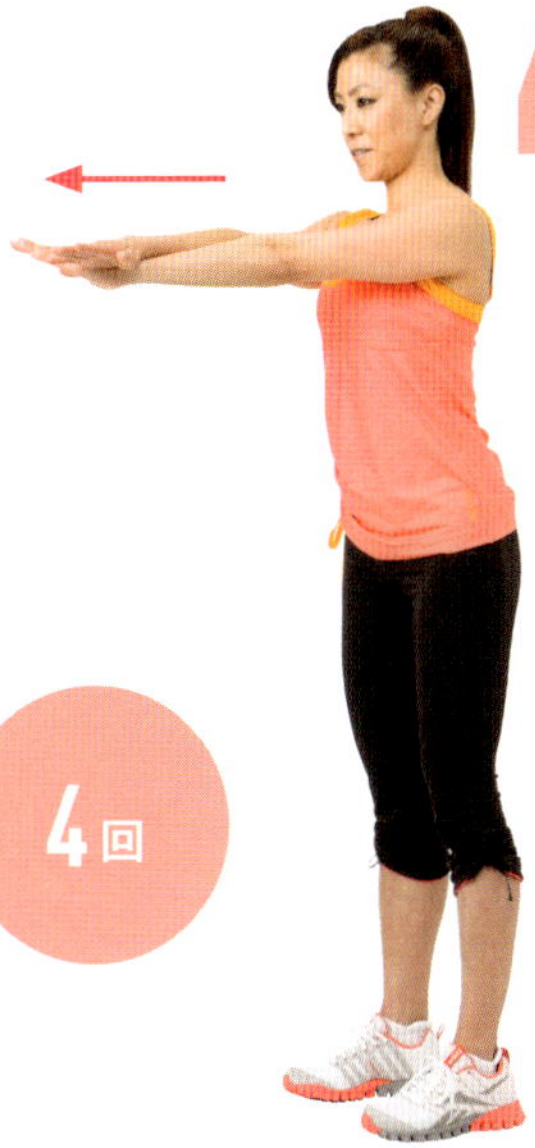

4回

ココに効く！

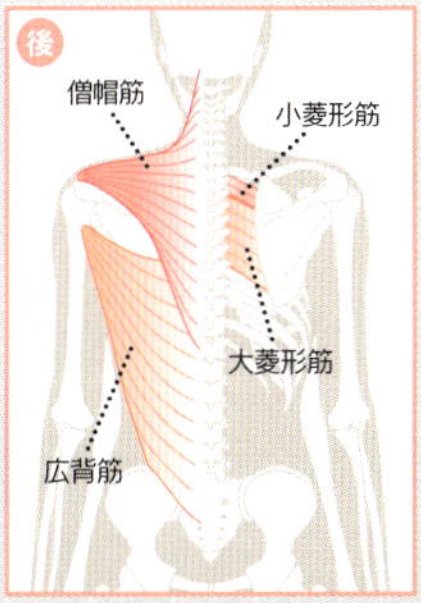

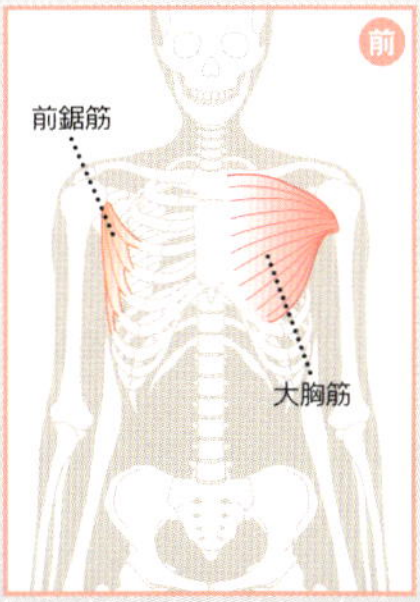

Basic
10

CELL EXERCISE
Chapter 3

基本編⑩ お腹つかみ骨盤回し

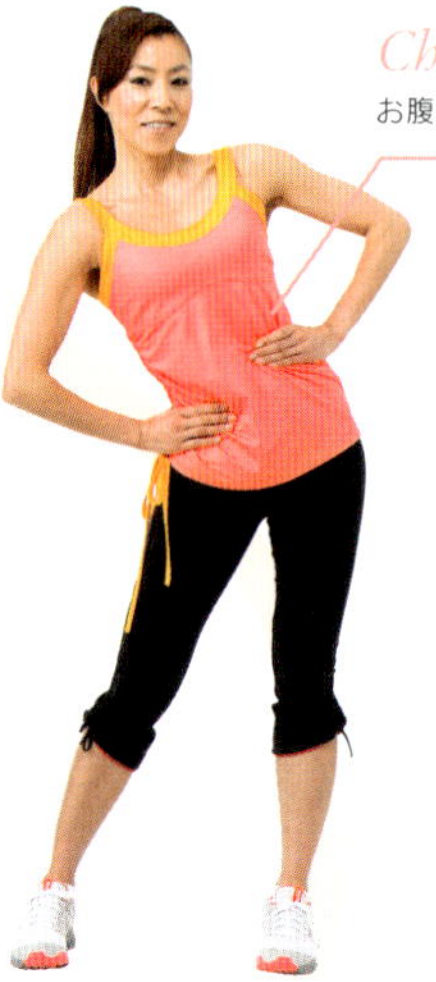

Check!
お腹をギュッとつかむ

1

お腹をつかんで骨盤を回す

足を肩幅に開いて立ち、左手で肋骨の下を、右手で腰骨のすぐ上をつかみます。そのまま骨盤をゆっくり、大きく時計回りに回します。8回回したら逆方向へ8回回しましょう。左右の手の位置を替えて、同様に行います。

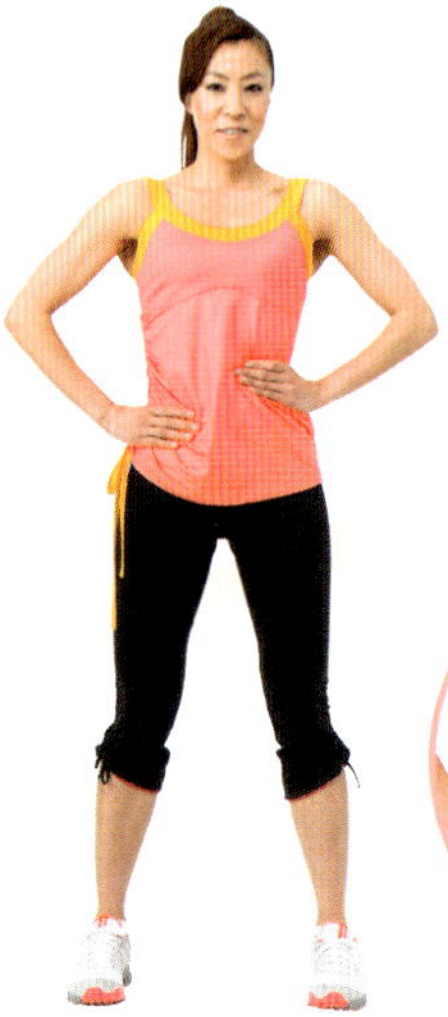

START

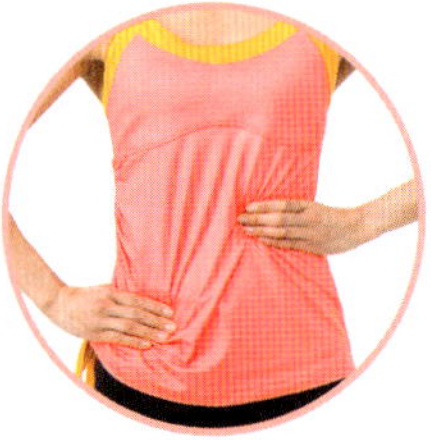

Point
お腹の対角線上を
強くつかむことで、
腸やインナーユニットを
効率よく刺激します。
途中で位置が
ずれないように注意。

【主な効果】
- 内臓の血流アップ
- 便秘の解消
- 尿もれの改善

自律神経と深い関わりがある腸を刺激するエクササイズです。自律神経が整うのはもちろんのこと、便秘解消効果も抜群。また、肛門を締めて腹圧をかけながら骨盤を回すことで、骨盤底筋群が鍛えられるのも特長。骨盤底筋群を強化すると頻尿や尿もれを改善できます。気になる方は積極的に取り組んでください。

左右各8回
手を替えて
左右各8回

2

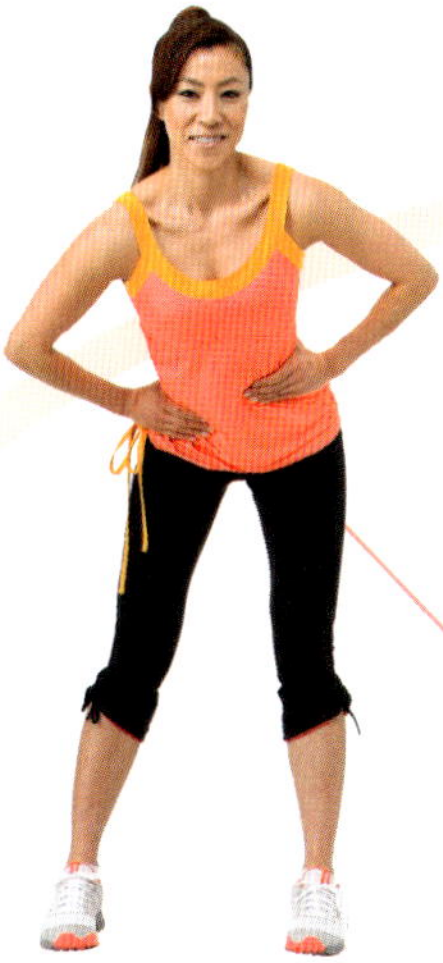

Check!
肛門を締める！

3

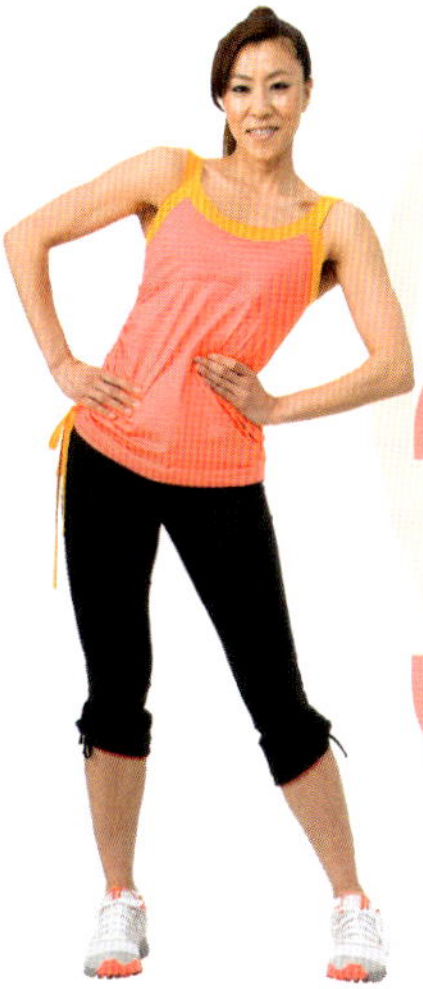

4

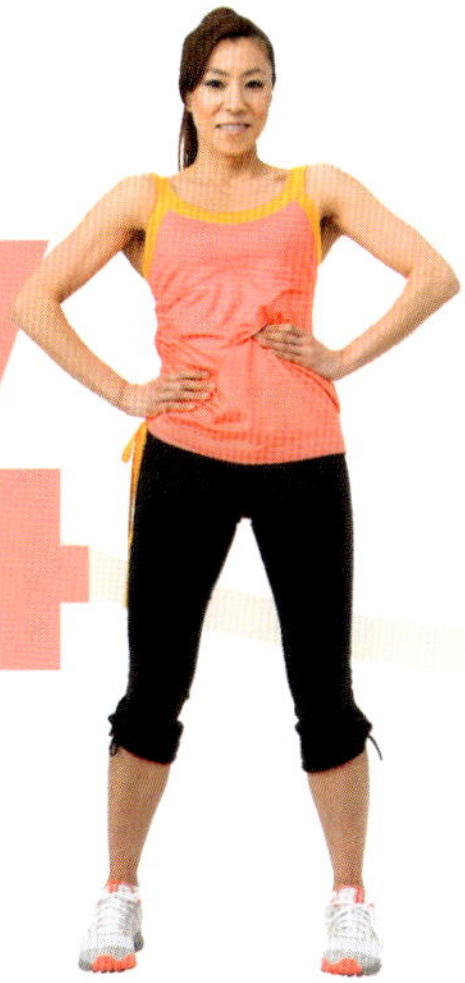

ココに効く！

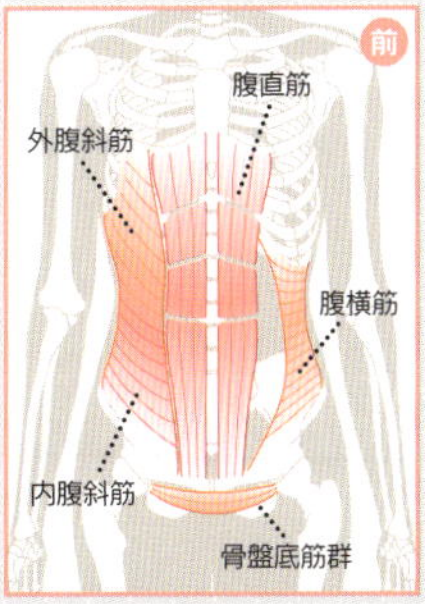

インナーユニットの強化

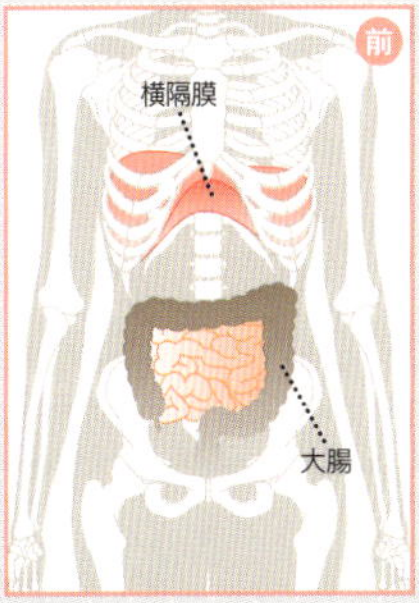

内臓の強化

基本編⑪ お腹しぼり

1

吸う

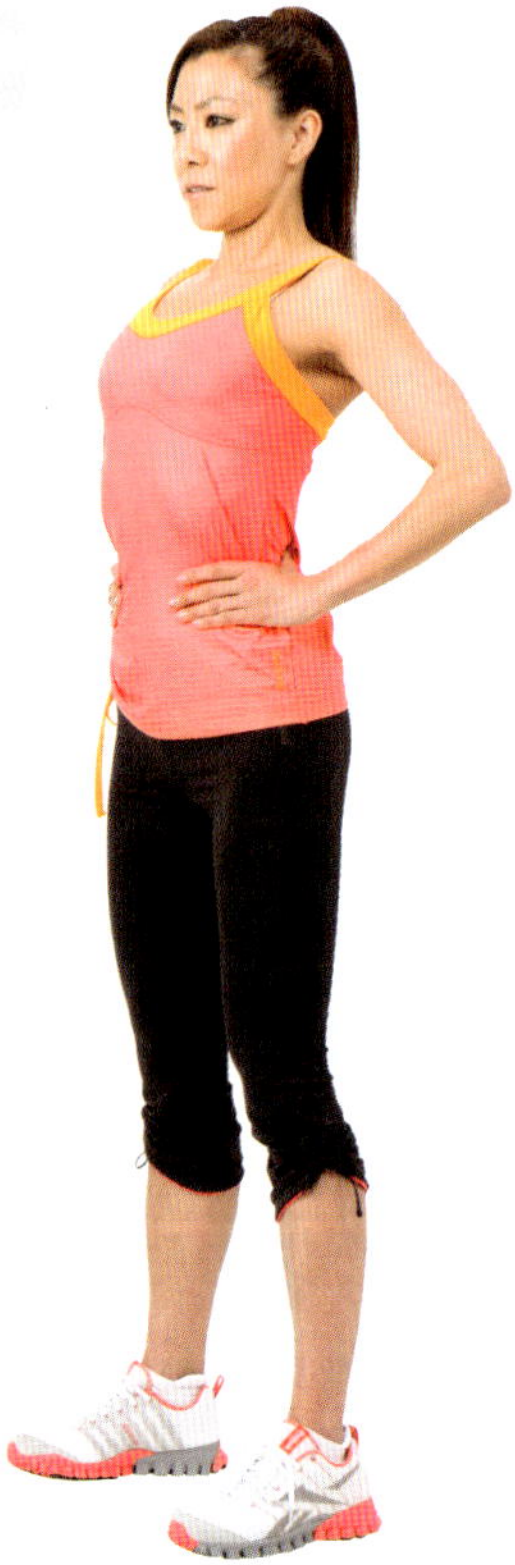

各8回

肋骨下をつかみ息を吸う

足を肩幅ぐらいに開いて立ちます。手で肋骨のすぐ下をつかみ、全身を伸ばしながら軽く反らします。同時に息も大きく吸いましょう。

【主な効果】

- 内臓の強化
- インナーユニットの強化
- 便秘解消

体を伸展→前屈しながらお腹の深部に圧をかけることで、内臓とインナーユニットを強化するエクササイズです。肛門をキュッと締めて行うとより腹圧が高まって効果がアップするので肛門を締めることも忘れずに。腸内の蠕動運動も活発になるので便秘および便秘によるぽっこりお腹に悩んでいる方にもおすすめです。

2

お腹をしぼって体を前屈

わき腹のお肉をおへそに集めるイメージでお腹をギュッとしぼり、同時に体を前に倒します。息も強く吐きましょう。1、2を8回繰り返します。

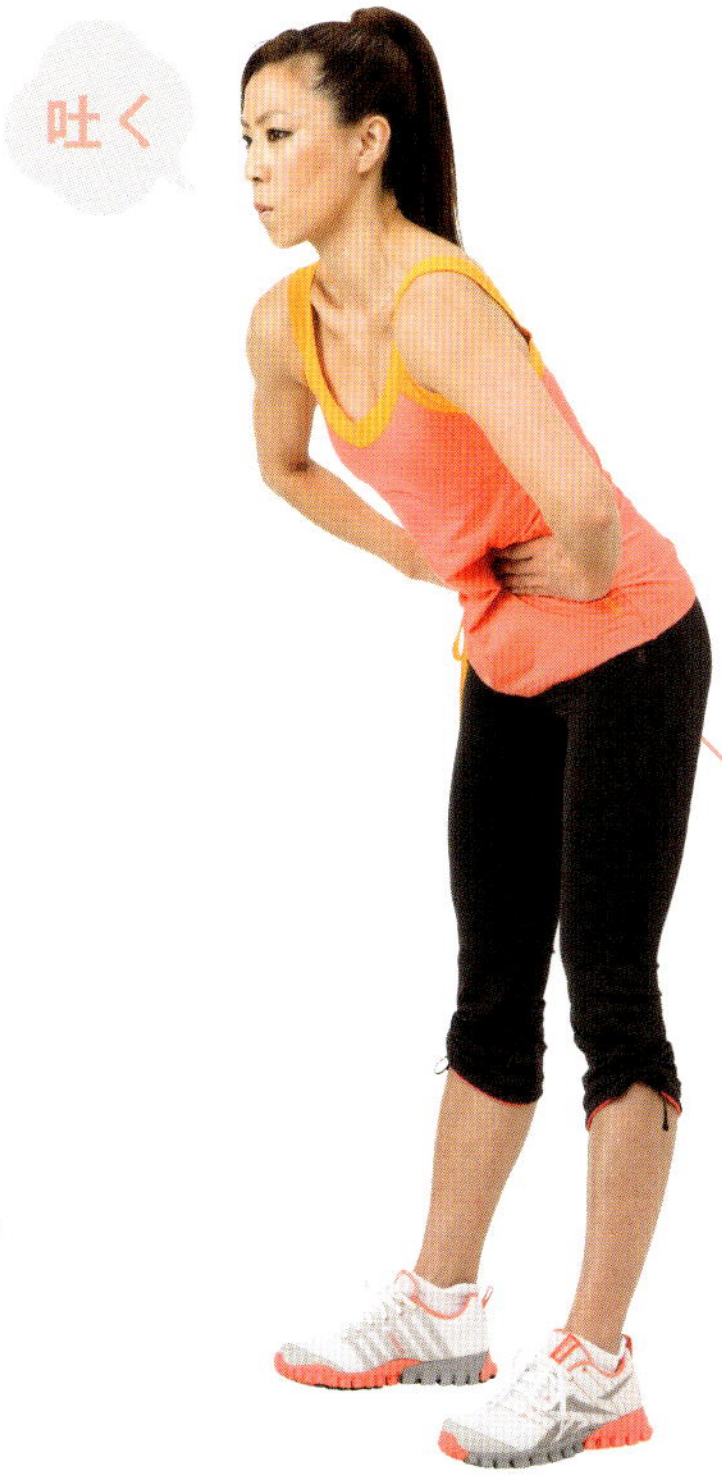

Check!
肛門を締める！

Point 1

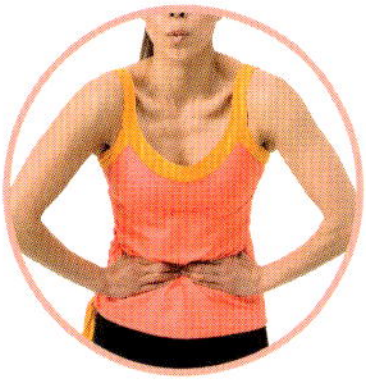

お腹の深部に
圧をかけるのが
このエクササイズの一番の
ポイントです。
お腹をしぼるときは
手の力を緩めないこと。

Point 2

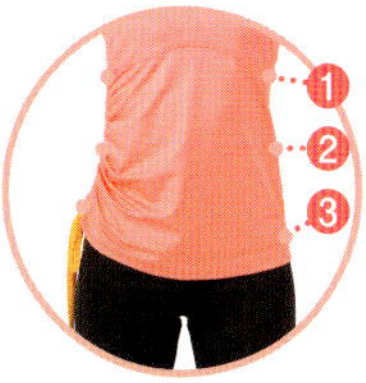

お腹の①上段（肋骨のすぐ下）が
終わったら、
②中段（おへその真横あたり）、
③下段（腰骨のすぐ上）も
同様に８回行います。

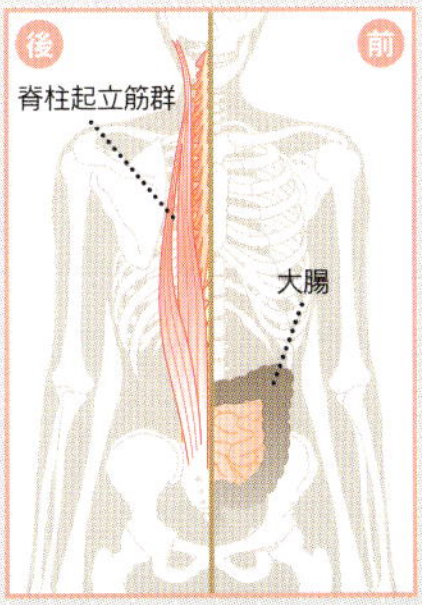

内臓の強化

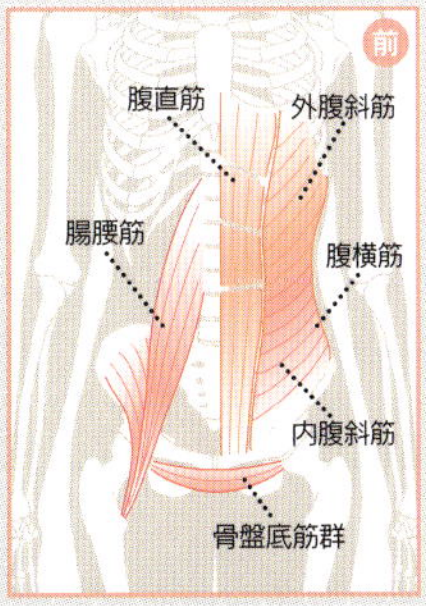

インナーユニットの強化

ココに効く！

基本編⑫ わき腹つかみ骨盤回し

1

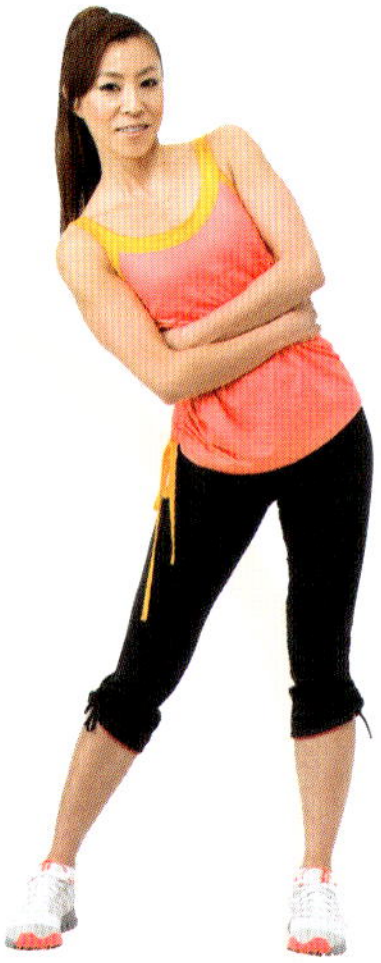

わき腹をつかんで骨盤を回す

足を肩幅ぐらいに開いて立ち、左手で右のわき腹を、右手で左のわき腹をギュッとつかみます。そのまま骨盤をゆっくり、大きく時計回りに回します。肛門はしっかり締め、肩甲骨が刺激されているのを意識してください。4回回したら同様に逆方向へ4回回します。

START

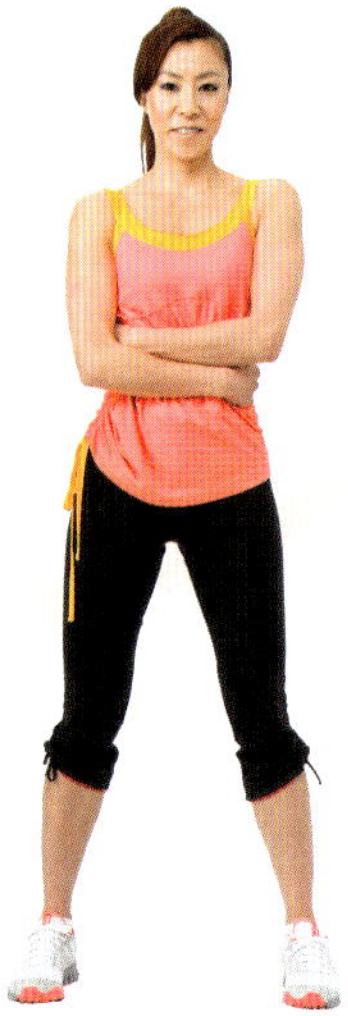

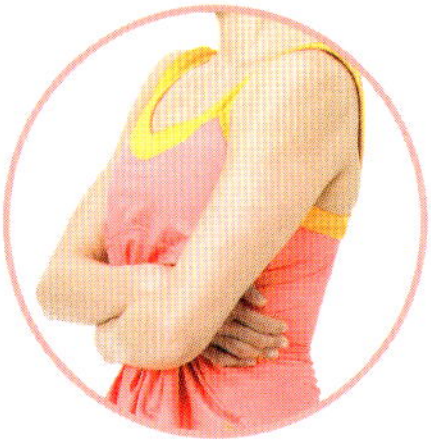

Point

わき腹をしっかりつかんだら、クロスさせた腕でお腹をホールド。そのまま手の力は緩めないようにしましょう。

【主な効果】

- 腰痛緩和
- インナーユニットの強化
- 肩こりの改善

54～55ページの「お腹つかみ骨盤回し」、56～57ページの「お腹しぼり」と続いた内臓とインナーユニットを刺激するエクササイズの総仕上げがこちら。わき腹をつかんで腕で圧をかけることで刺激を腸管まで届かせ、インナーユニットと腸管機能を強化します。肩甲骨もほぐれるのでマッサージ効果も期待できます。

左右
各4回

2

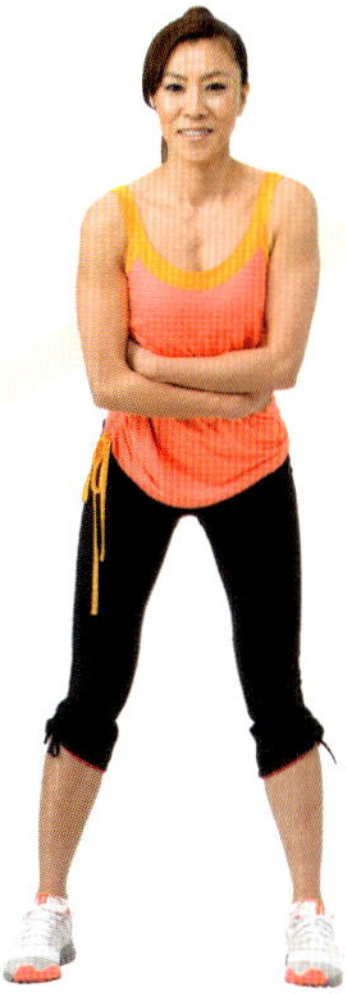

3

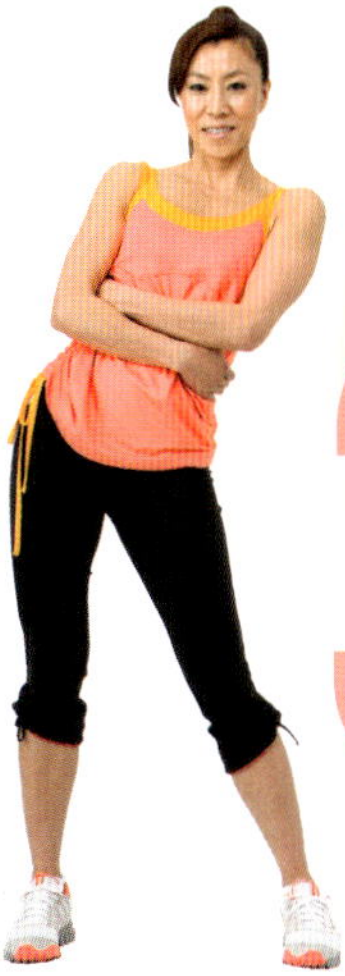

4

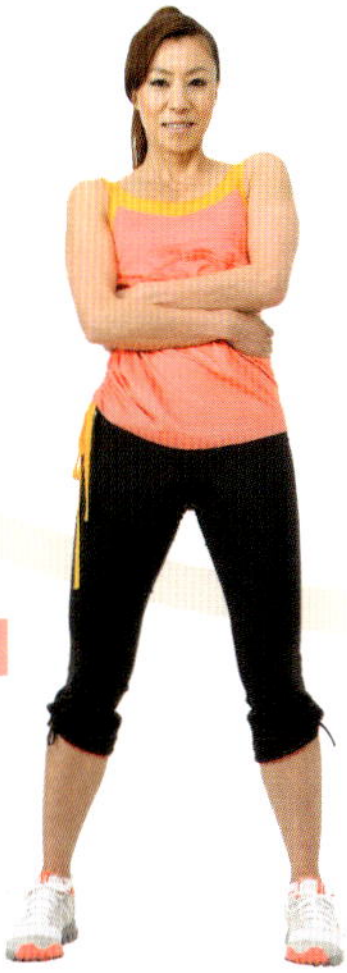

ココに効く！

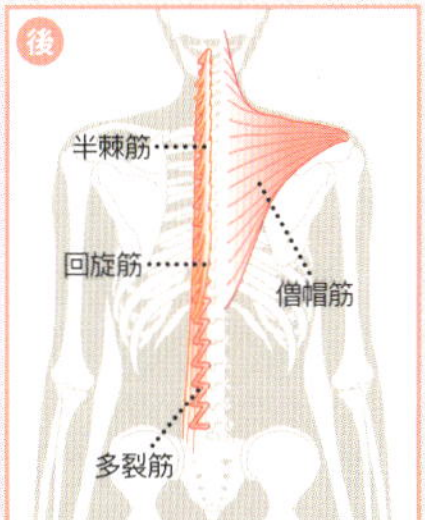

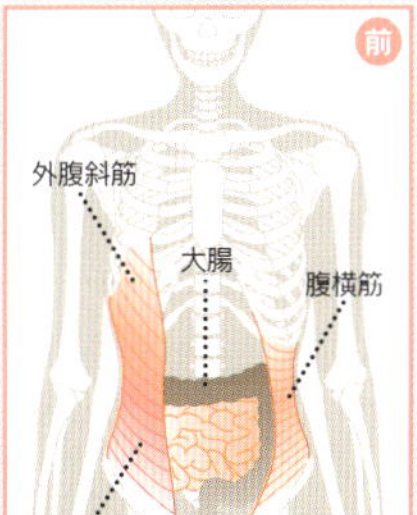

基本編⑬ かかとタッチ

1

まっすぐに立ち 両手を広げる

足を肩幅ぐらいに開き、まっすぐに立ちます。胸を張り、顔は正面を向いたままにしましょう。両手は軽く広げておきます。

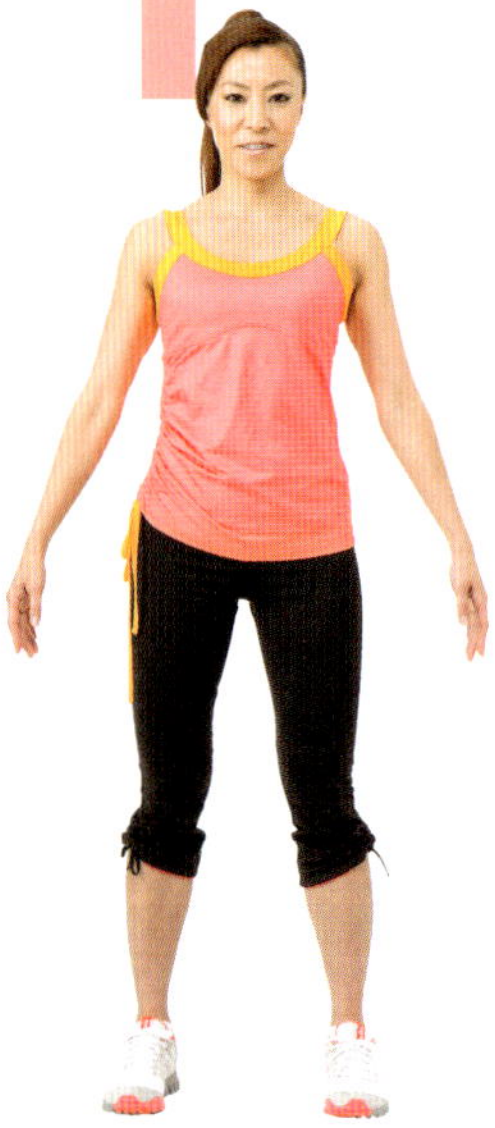

2

右足の足裏に 左手でタッチ

右足のかかとを左手に向かって蹴り上げ、右足の足裏に左手でタッチします。このとき、前かがみになりやすいので要注意。胸を張って視線は前へ。

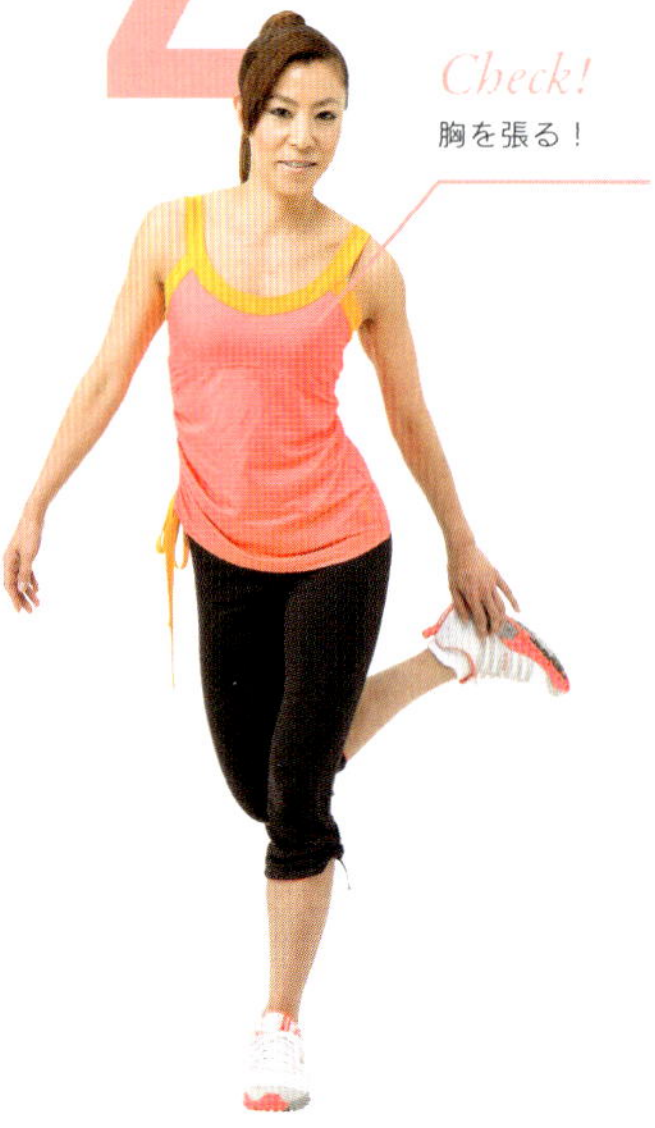

【主な効果】

- ヒップアップ
- 股関節の可動域の向上
- 下肢筋群の強化

かかとを斜め後ろに蹴り上げることで、普段あまり使わないお尻や下肢の筋肉が鍛えられます。前かがみになりやすいので、体幹をまっすぐにキープするよう心がけてください。慣れないうちは足裏に手でスムーズにタッチできないかもしれませんが、繰り返すうちにリズミカルにできるようになるはずです。

3

右足を下ろしまっすぐに立つ

右足を下ろして1の姿勢に戻ります。前かがみにならないように注意しましょう。

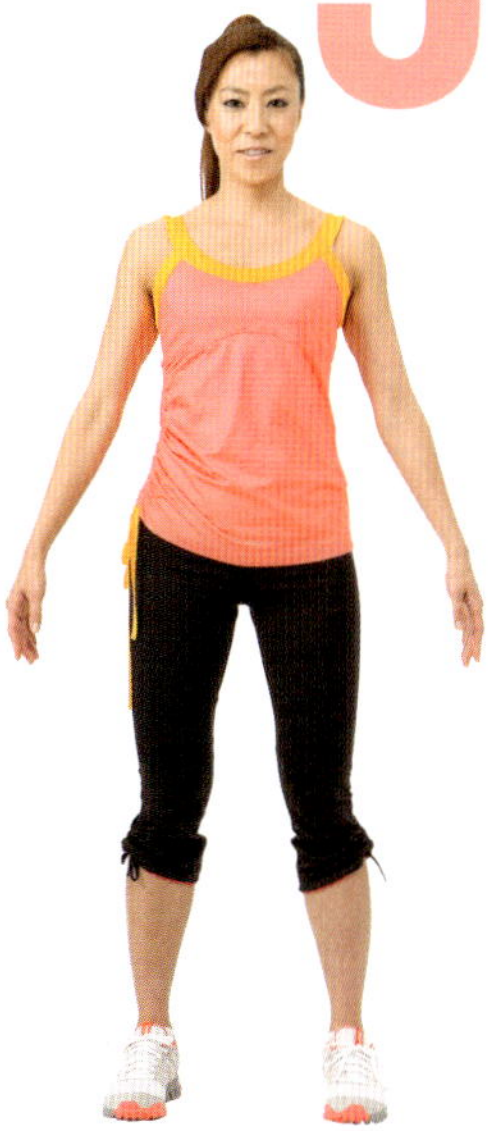

4

左足の足裏に右手でタッチ

今度は左足のかかとを右手に向かって蹴り上げ、左足の足裏に右手でタッチします。左右交互に8回繰り返しましょう。

Check!
視線はまっすぐ前へ

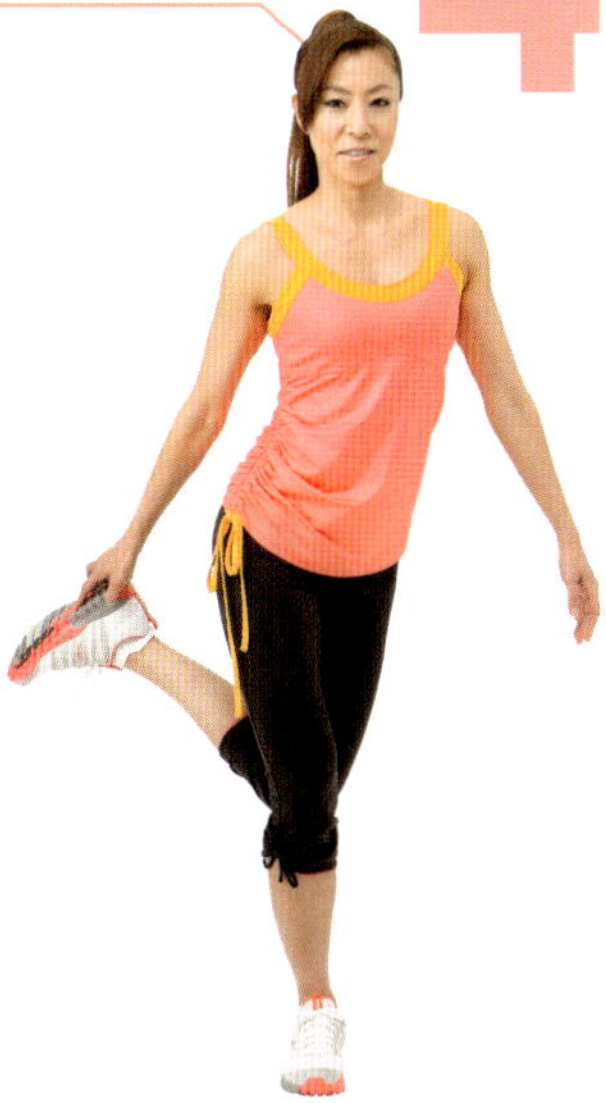

8回

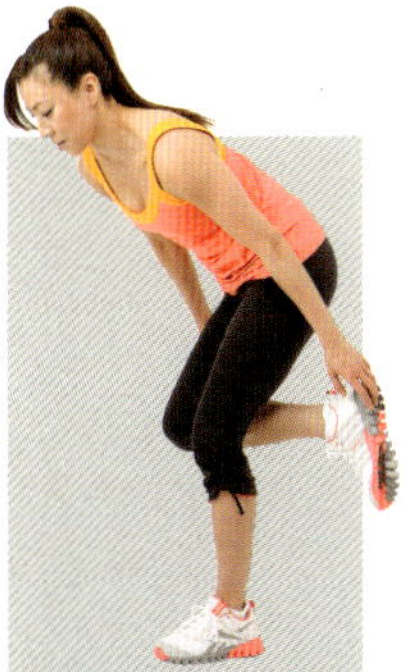

NG

足裏にタッチする動きに集中するあまり、前かがみになりがち。これでは筋肉を効果的に刺激できません。

ココに効く！

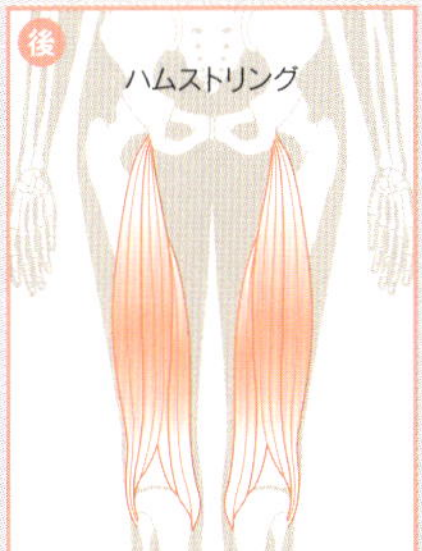

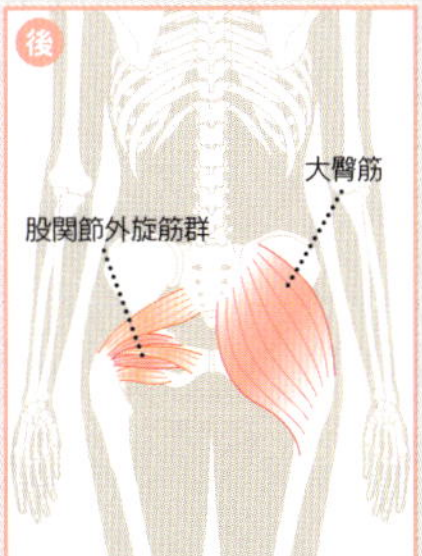

Basic
14

CELL EXERCISE
Chapter 3

基本編⑭

開脚もも上げ

1 「お手上げ」のポーズ

足を肩幅ぐらいに開いて、まっすぐ立ちます。続いて、「お手上げ」のポーズをするときのように両腕を横に広げてひじを曲げます。

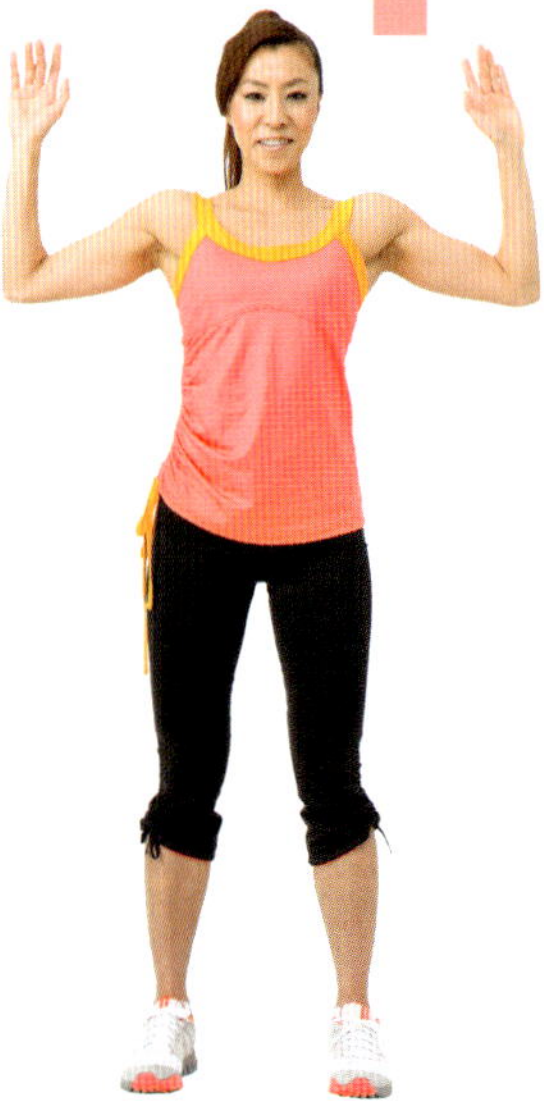

2 太ももの下で両手をたたく

左足を開脚しながら高く上げて、上げた太ももの下で両手をたたきます。足は前ではなく、できるだけ横に開いた状態で上げるのがポイントです。

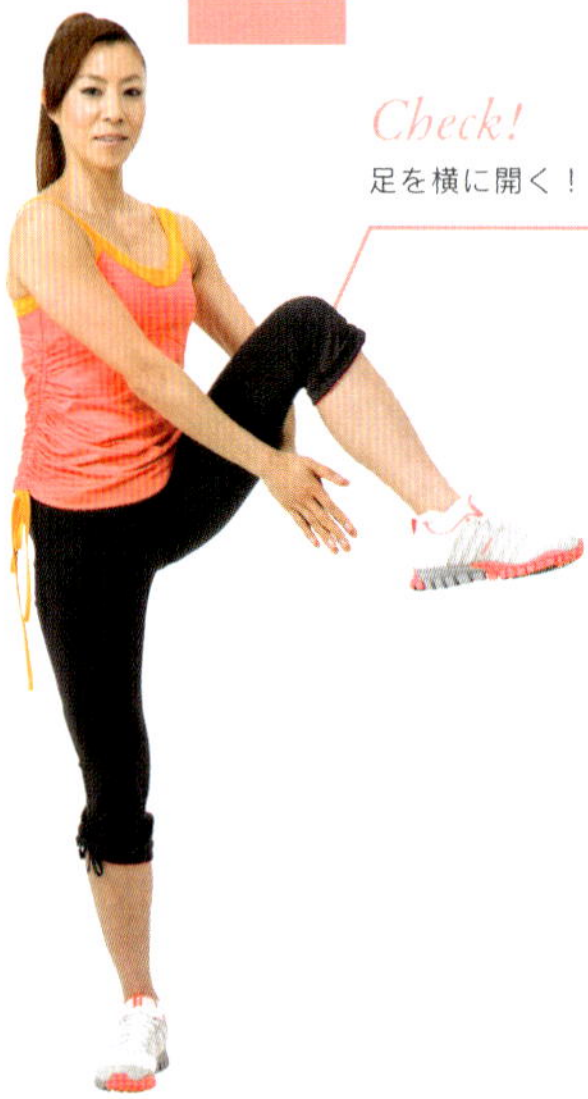

Check!
足を横に開く！

【主な効果】

- 股関節の可動域の向上
- 下半身全体の強化
- ヒップアップ

このエクササイズは、股関節の可動域を広げてスムーズに動くようにする効果があります。初めのうちは足を開脚して上げるのが難しいかもしれませんが、正しいポーズで行わなければ効果はゼロ。鏡の前でポーズを確認しながら練習してみてください。片足立ちで行うのでバランス感覚も養えます。

3

再び「お手上げ」のポーズ

左足を下ろし、両腕を再び横に広げてひじを曲げます。体軸がまっすぐになるよう姿勢をしっかり戻しましょう。

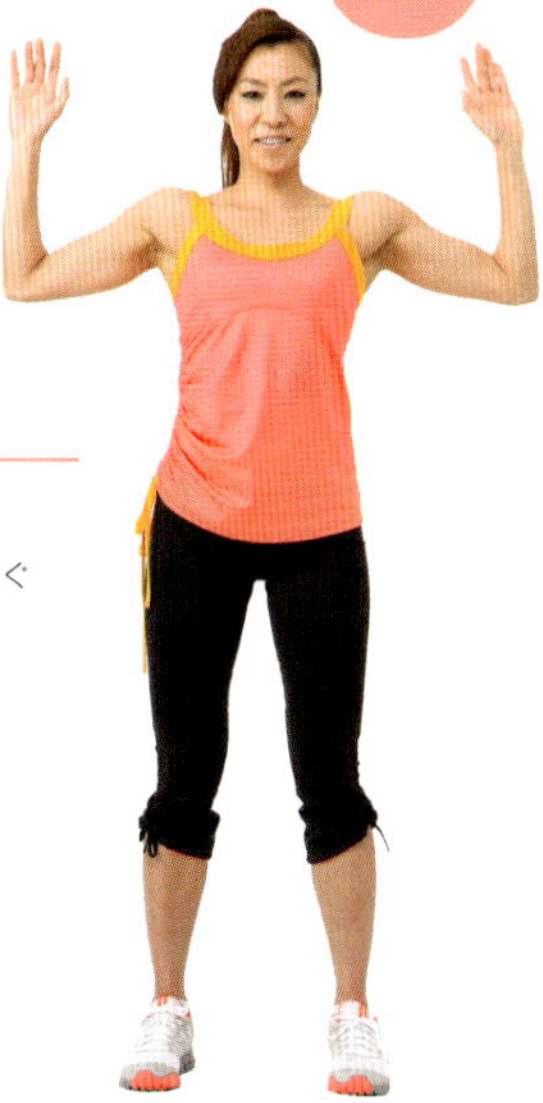

4

反対の足の下で両手をたたく

今度は右足を開脚しながら高く上げて、上げた太ももの下で両手をたたきます。左右交互に8回行います。

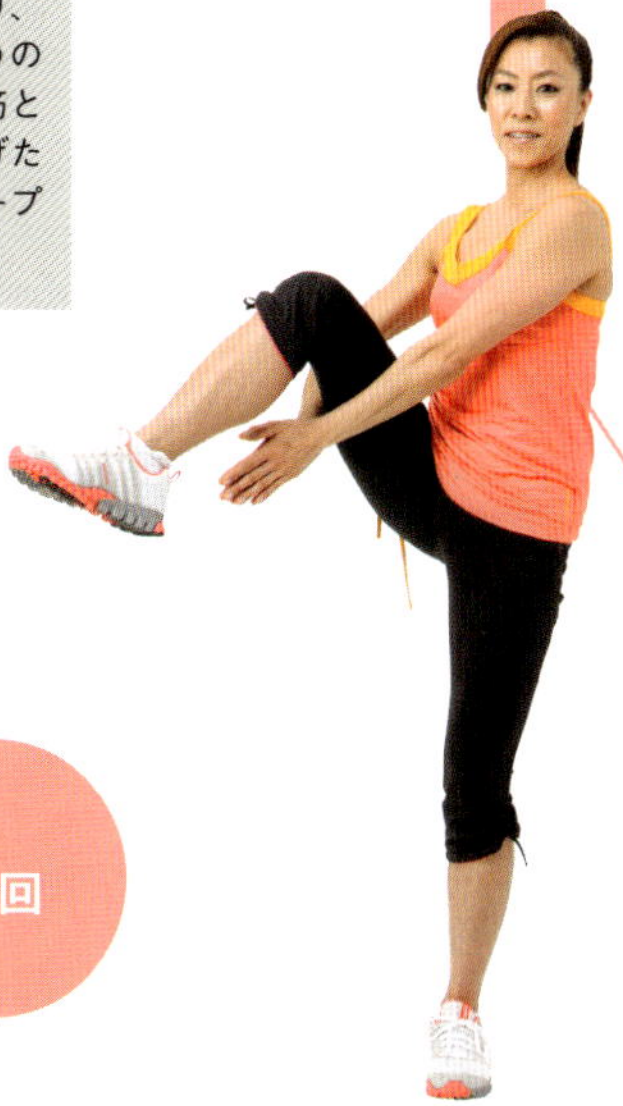

Check!
姿勢はまっすぐ

8回

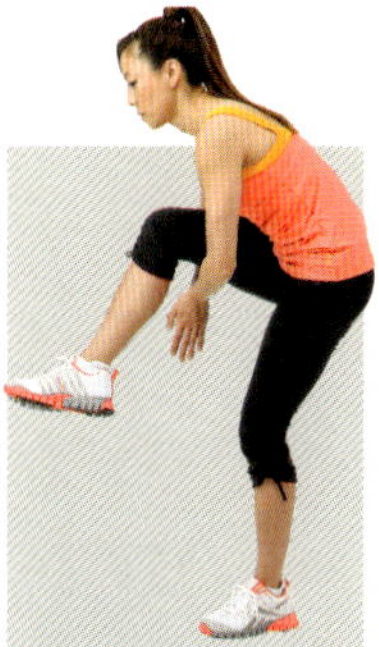

NG

足を前に上げたり、背中を丸めて行うのはNGです。腹筋と太ももの力で上げた足をしっかりキープしましょう。

ココに効く！

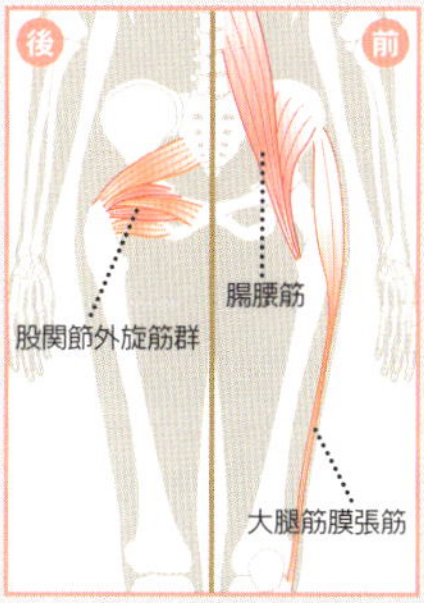

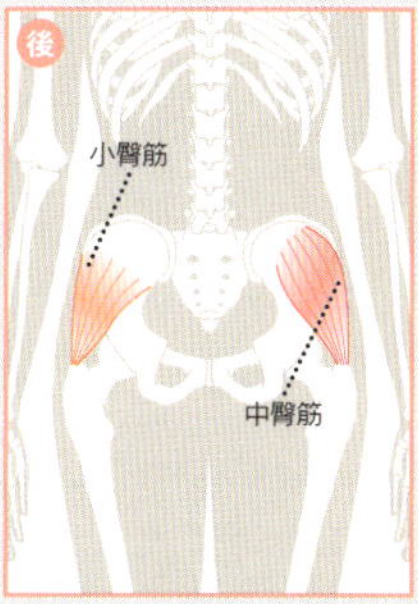

Basic
15

CELL EXERCISE
Chapter 3

基本編⑮ 緊張&脱力

1 体幹を緊張させて つま先立ち

足を肩幅ぐらいに開いて、まっすぐ立ちます。続いて、体幹を緊張させてつま先立ちになります。太ももとふくらはぎにグッと力を入れましょう。

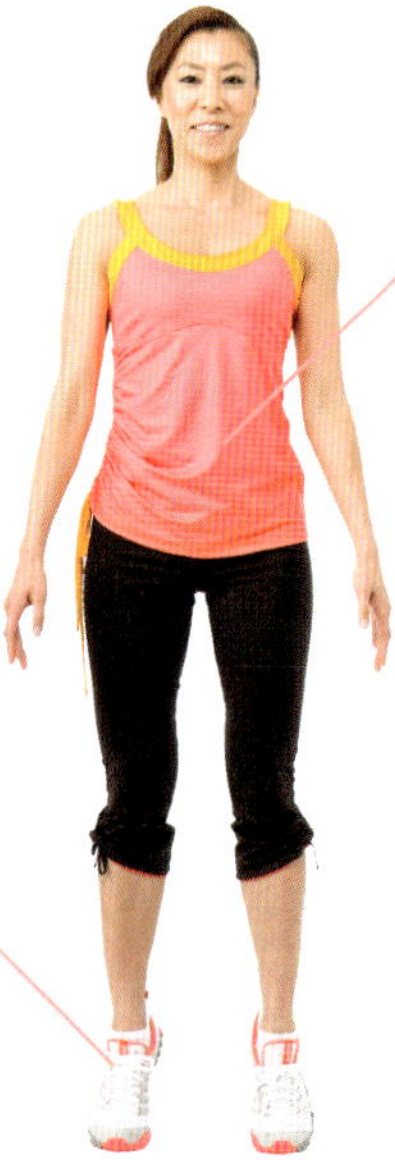

Check!
体幹を緊張させる！

Check!
つま先立ちに！

8回

【主な効果】
- 下肢の強化
- 内臓の強化
- 骨盤の安定

このエクササイズは、体幹と連動させながら下半身を強化する「緊張」パートと、一気に力を抜いて筋肉をほぐす「脱力」パートで構成されています。崩れ落ちるように沈み込む感覚を身につけると、「脱力」パートで上手に力を抜けるようになります。また、筋肉をほぐすためには体の振り幅をできるだけ大きくするのも大切です。

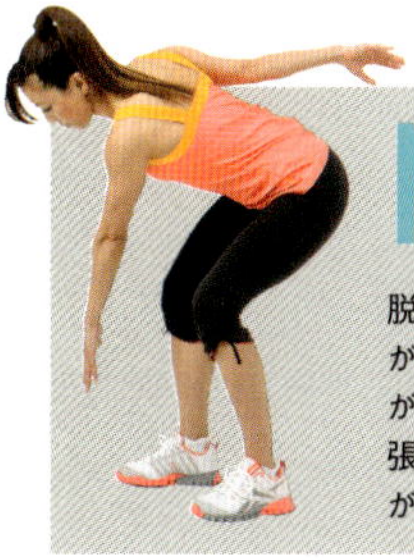

NG

脱力をするときに、体が前に倒れたり手に力が入るのはダメ。「緊張→一気に脱力」を心がけてください。

2 体をひねって一気に脱力

体を左右に揺すりながら、一気に脱力。重力にまかせて沈み込むようなイメージです。体は大きく揺すると◎。1、2を8回繰り返します。

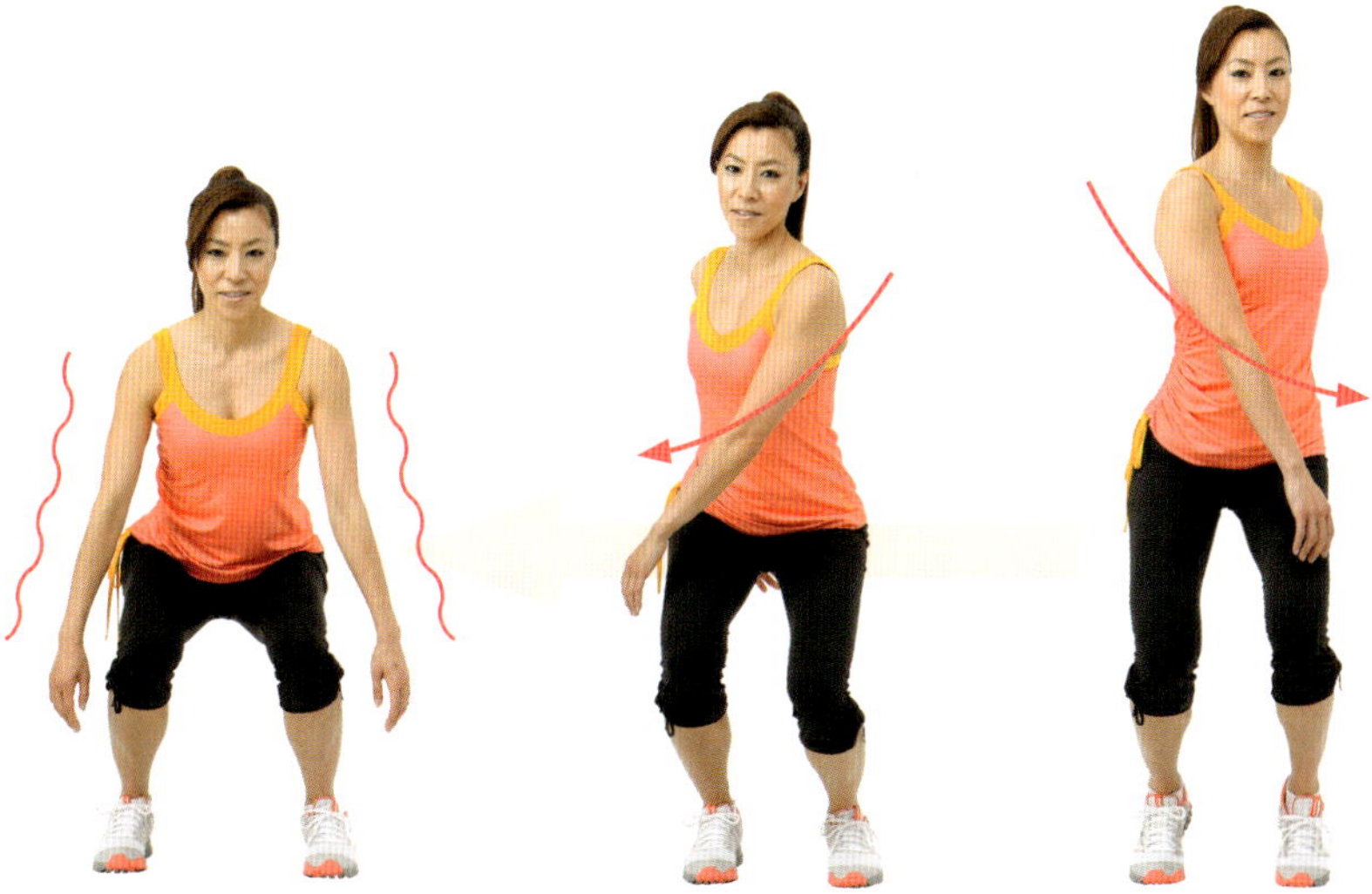

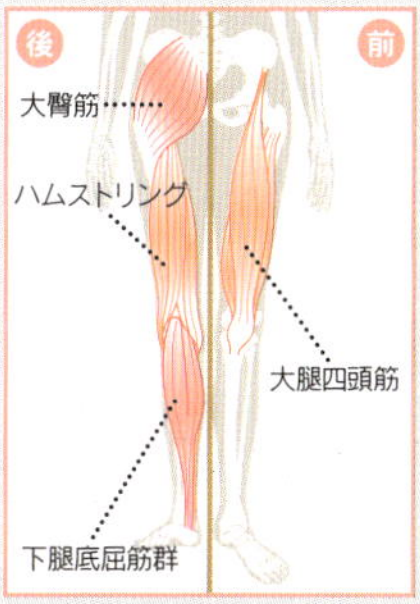

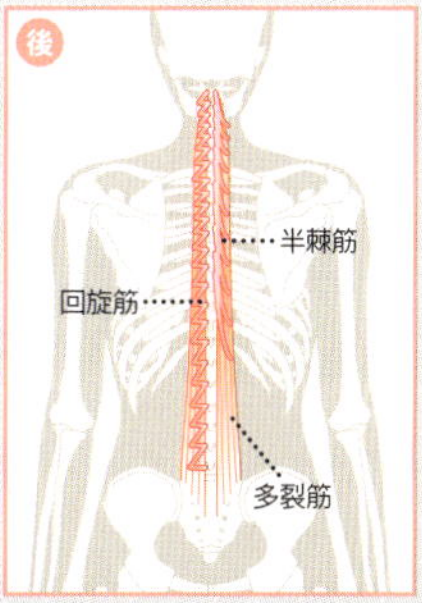

ココに効く！

Column 03

自律神経を整える生活習慣〈昼〉

朝から優位だった交感神経は昼頃から下降し始め、代わりに副交感神経が優位に。このリズムに沿ってスケジュールを組むと1日をスムーズに過ごせます。

Point 1

午前中は頭を使う仕事に集中

企画を考える、細かい数字を扱うなどの集中力が必要な仕事は、自律神経バランスが最高レベルにある午前中に取り組むのが正解。午後3時以降はメールチェックなどのルーティンワークを行うといいでしょう。

Point 2

ゆっくりランチで睡魔を撃退

食後に眠くなるのは胃腸が刺激されて、一時的に交感神経→副交感神経と切り替わるため。この切り替えが急激なほど眠気も強くなるので、食前に水を1杯飲み、ゆっくり食べることで急激な切り替えを予防しましょう。

Point 3

メリハリのある生活を心がける

スケジュールにメリハリをつけてリズムよく生活することも大切です。日中は仕事に集中して取り組み、一方で週に一度はノー残業デーを設けて早く帰るなど、オンもオフも充実させることを心がけてください。

Point 4

背筋を伸ばしてしっかり呼吸を

猫背になると気道が狭くなって呼吸が浅くなり、血流も滞りがちに。結果、自律神経のバランスも乱れてしまいます。デスクワークをしているときも移動中も、背筋を伸ばして肩の力を抜き、しっかり呼吸するのを忘れずに。

Point 5

常に余裕を持って行動する

人を押しのけて電車に飛び乗ったり、エレベーターに駆け込んだりするような余裕のない毎日では、副交感神経は下がる一方。どんなときでも「アフター・ユー（お先にどうぞ）」と言えるゆとりを持ちましょう。

セル・エクササイズ 上級編

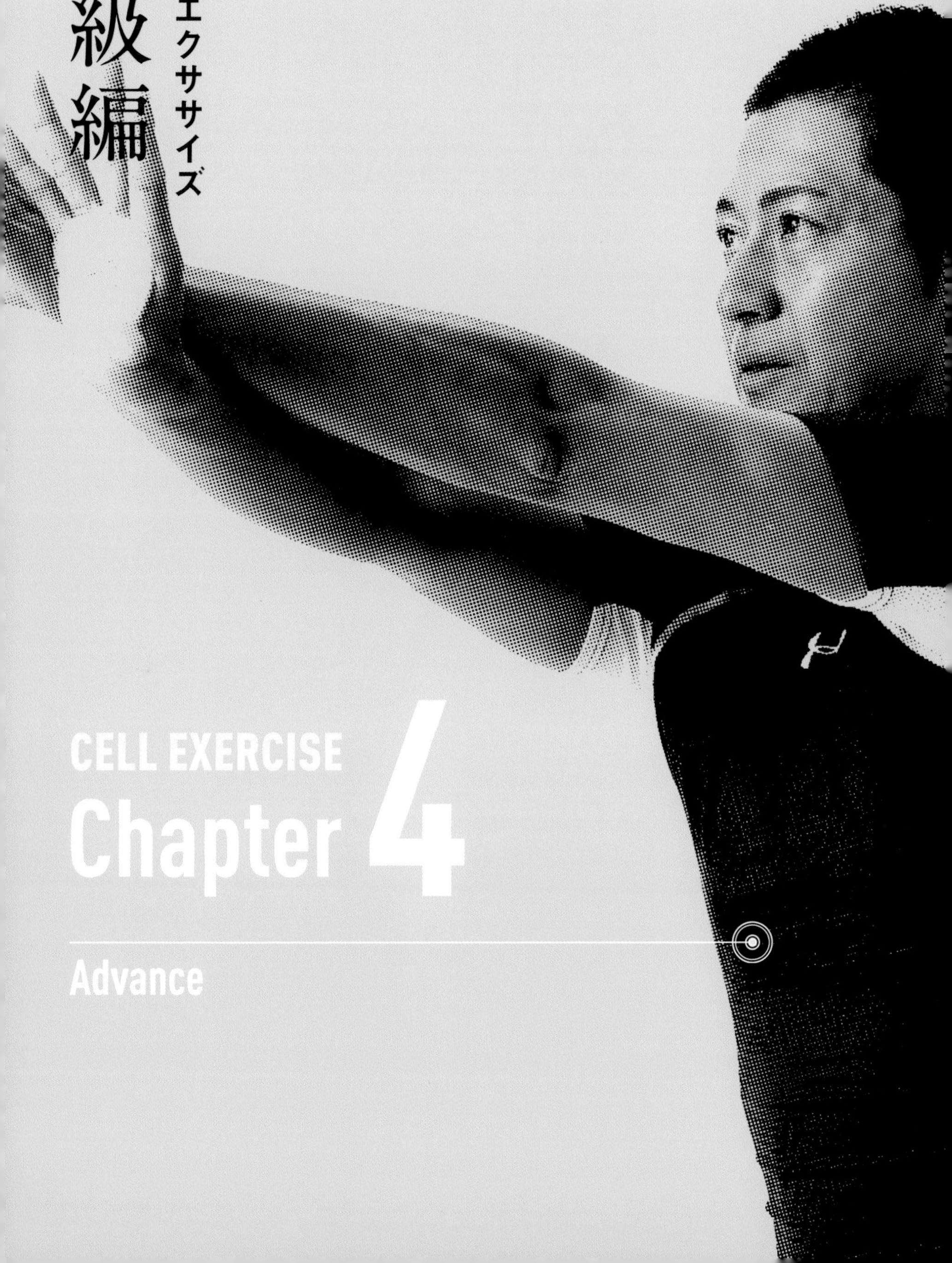

CELL EXERCISE Chapter 4

Advance

Advance
01

CELL EXERCISE
Chapter 4

上級編①

全身の回旋

START

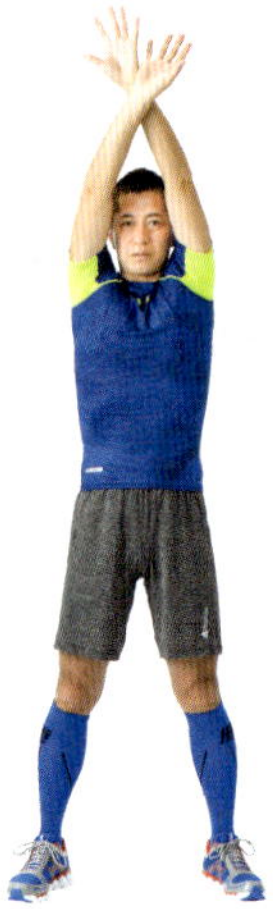

グーパーしながら全身を回す

足を肩幅ぐらいに開いて立ちます。手首を頭の上で交差させた姿勢からスタート。手を握ったり開いたりしながら、体を大きく回します。ひじを伸ばし、遠くのものをつかむイメージで行うと効果がアップ。一回転したら、反対向きに回します。

Check!
呼吸はゆっくり！

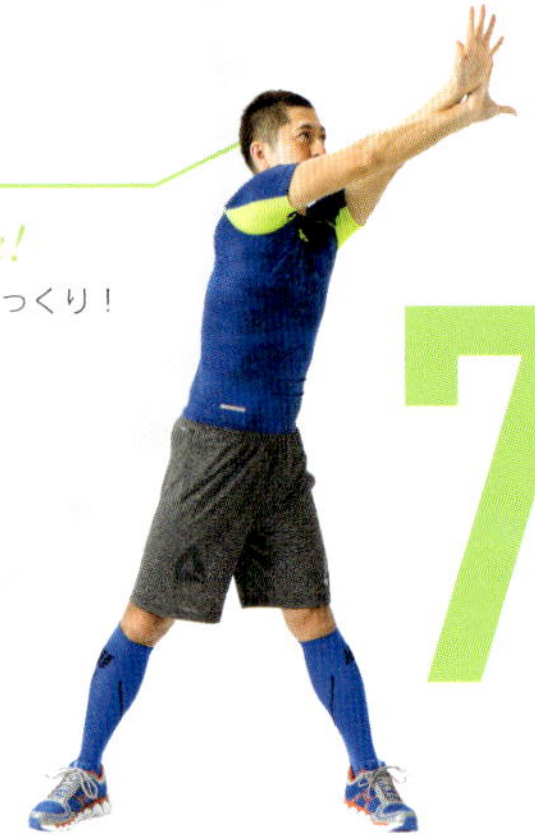

7

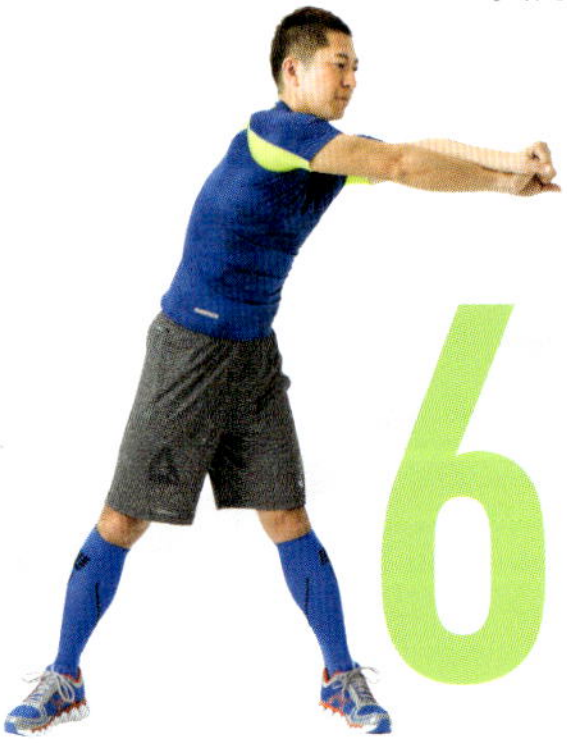

6

【主な効果】

- 神経、筋連動の教育
- 上肢の冷え解消
- 肩こり緩和

手首を交差してロックするのがこのエクササイズの肝。手首をロックすることで体幹と上肢が一体化し、体の深部の筋肉、体幹、指先の筋肉が連動するようになります。指先から肩、肩甲骨にかけてのマッサージ効果も期待できるので、肩こりや冷え解消にも役立ちます。最も効率が良い全身のダイナミックストレッチです。ただし、ひじを曲げると効果がありません。

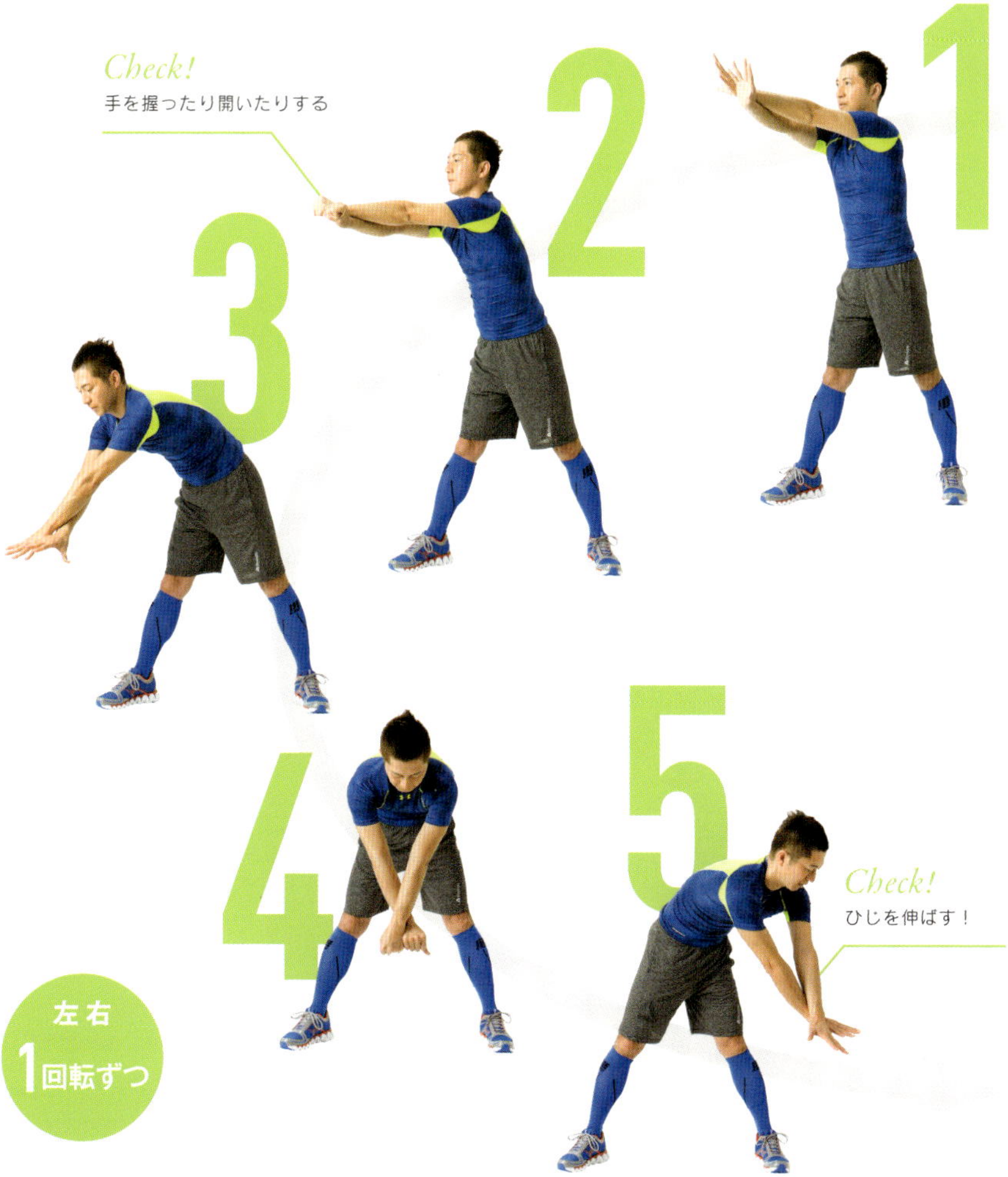

左右
1回転ずつ

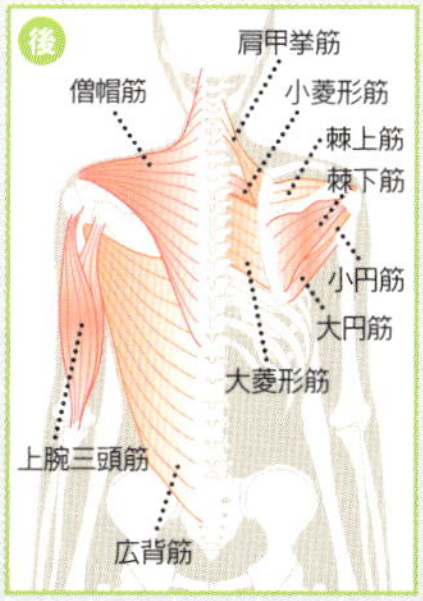

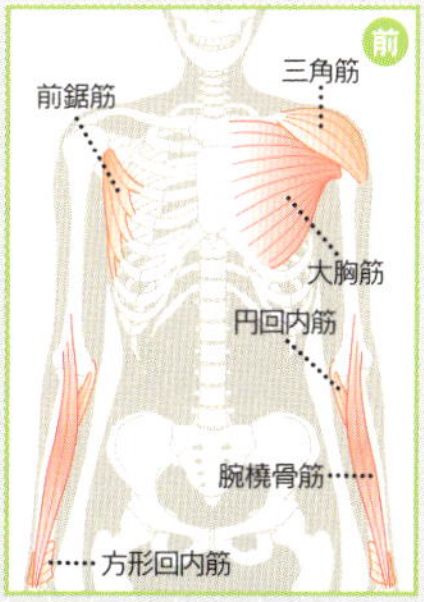

ココに効く!

上級編②
ボクシングパンチ

両手を握って構える

足を肩幅ぐらいに開き、まっすぐ立ちます。両手を軽く握ってあごの下ぐらいの高さで構えましょう。ボクシングのファイティングポーズのイメージです。

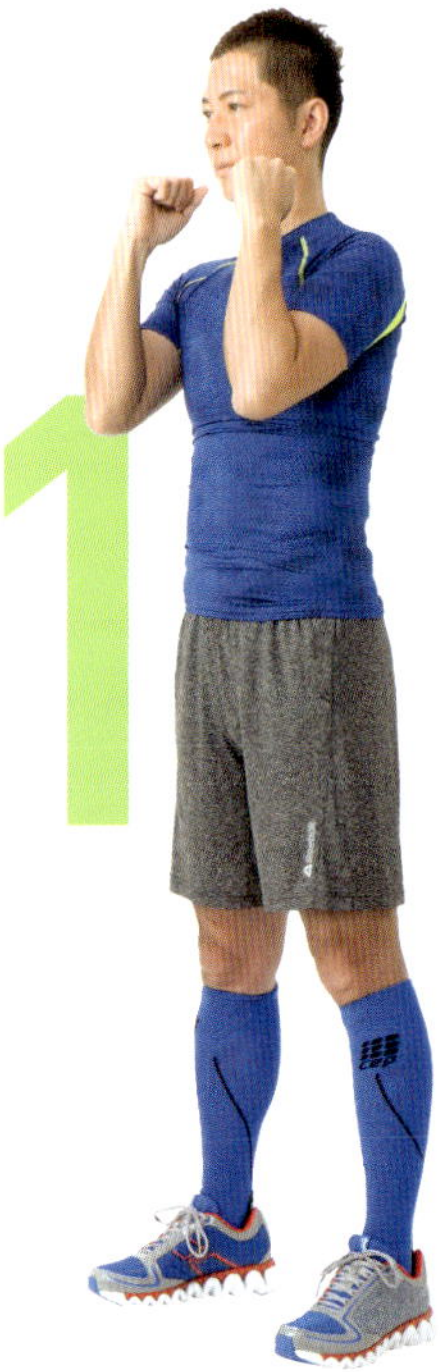

体全体を使って左手でパンチ

左のこぶしを突き出してパンチします。腕はあごの高さをキープ。腰やひざを連動させて、体全体でこぶしを突き出すようにしましょう。

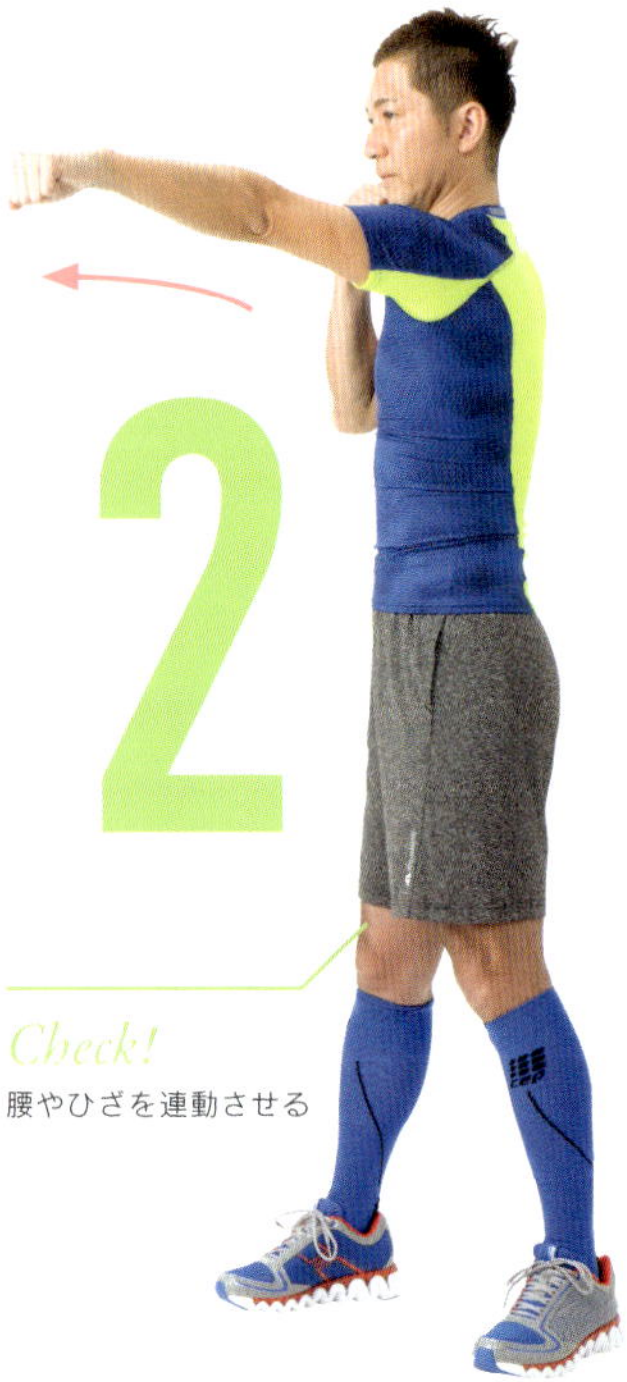

Check!
腰やひざを連動させる

【主な効果】

- 体幹と腕の連動の強化
- 二の腕の引き締め
- 内ももの引き締め

ボクシングのパンチのようにこぶしを突き出すこのエクササイズは、肩甲骨から腕、お腹、太ももまでを一度に効率よく強化できるのが特長です。腕をただ突き出すだけだと効果を得られないので、足や体幹のエネルギーをこぶしに集めて、それをできるだけ遠くに放つつもりで素早くパンチしてみてください。

16回

腰やひざを使い右手でパンチ

2で突き出した左手を引き寄せ、同時に右のこぶしを突き出します。腕をただ伸ばすのではなく体全体を使いましょう。2、3を16回繰り返します。

3

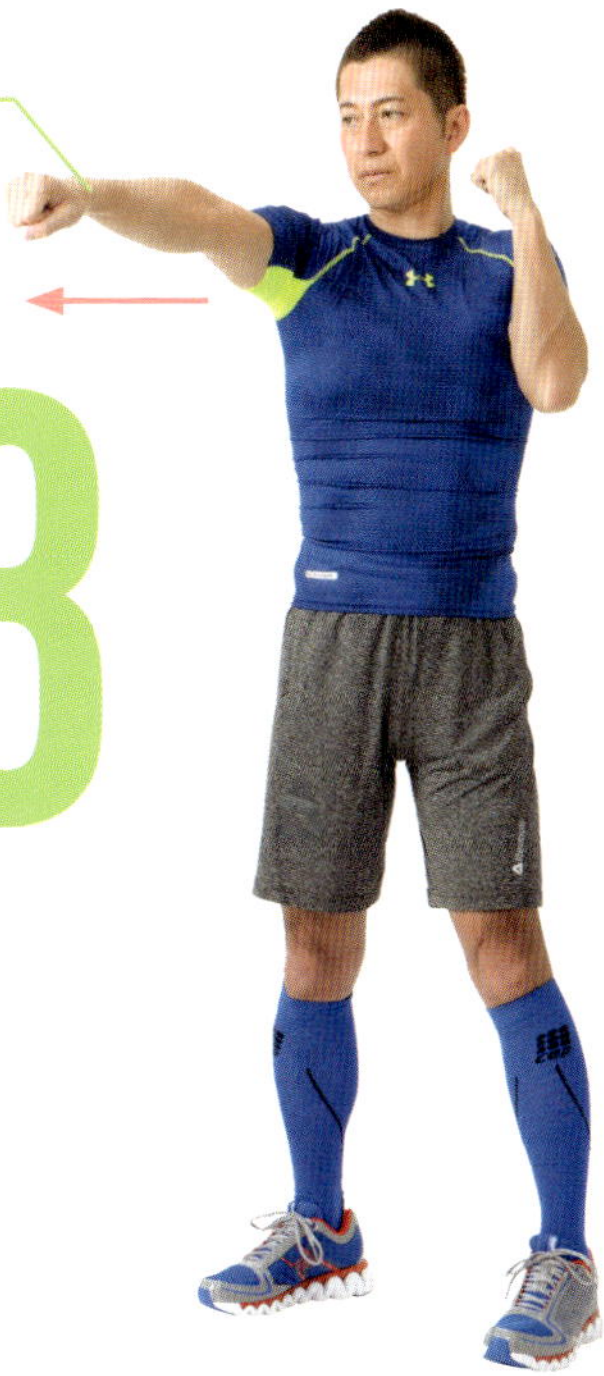

Check!
腕はあごの高さで

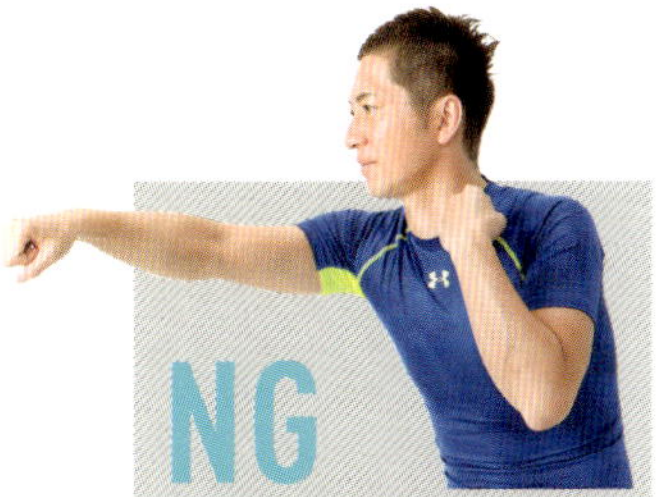

NG

ただ腕を突き出すだけではエクササイズになりません。下半身からひねって全身を連動させることが重要です。

ココに効く！

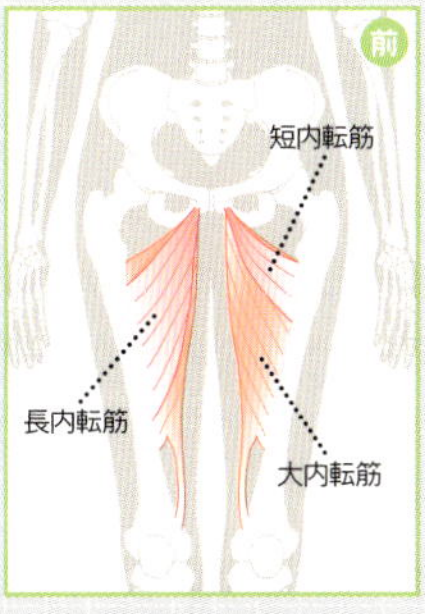

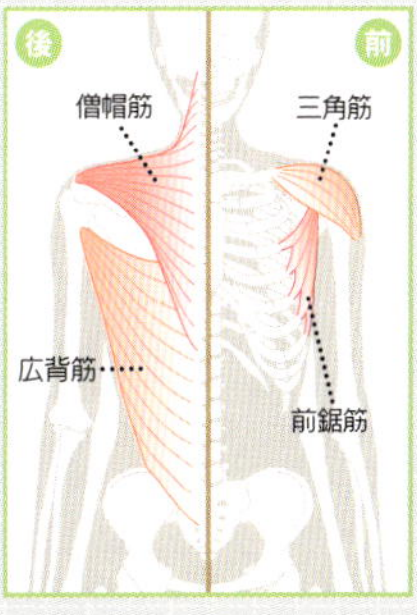

Advance
03

CELL EXERCISE
Chapter 4

上級編③

プッシュキック

1 まっすぐに立ち手首を交差

足を肩幅ぐらいに開いてまっすぐに立ち、体の前で手首を交差させます。胸を張り、顔は正面を向いたままにしましょう。

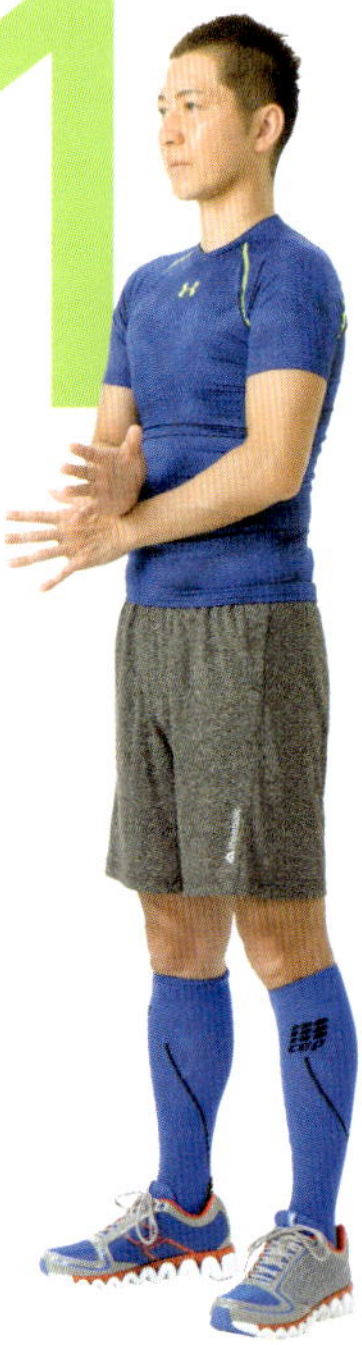

2 体をひねって大きくキック

上半身を左にひねりながら左の太ももを上げ、そのまま大きく蹴り上げます。左足を下ろしたら右足も同様に。左右交互に10回繰り返しましょう。

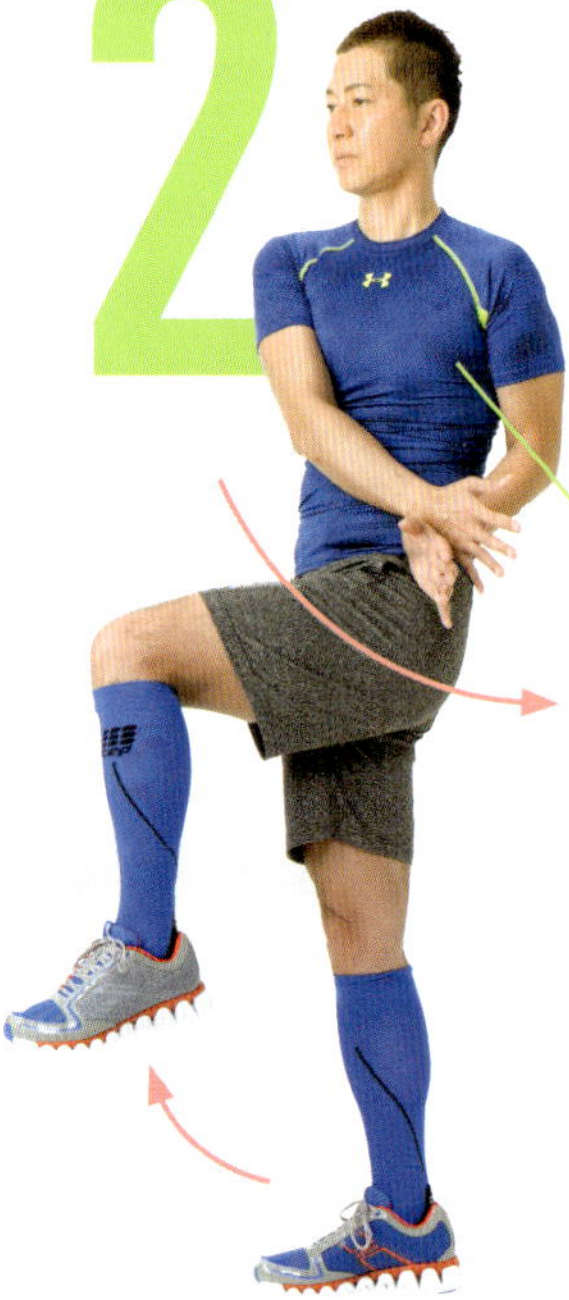

【主な効果】

- 体幹と下肢の連動の強化
- わき腹の引き締め
- 太ももの引き締め

下腹部から股関節、太ももの強化に効果的なエクササイズです。特に、ぽっこりお腹をおさえてくびれをつくる腹斜筋に効くので「お腹まわりをすっきりさせたい」という人には最適。足を蹴り上げる際は勢いをつけずに、お腹と太ももの筋肉の力で足を引き上げ、それから蹴り上げるのが効果アップのコツです。

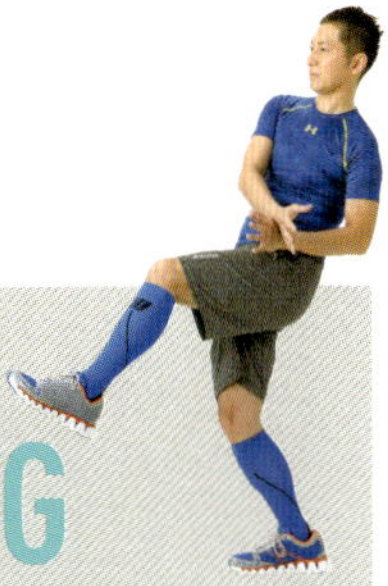

NG

足を高く上げることに集中しすぎて、体が後ろに傾かないようにしましょう。上半身をまっすぐに維持することが重要です。

10回

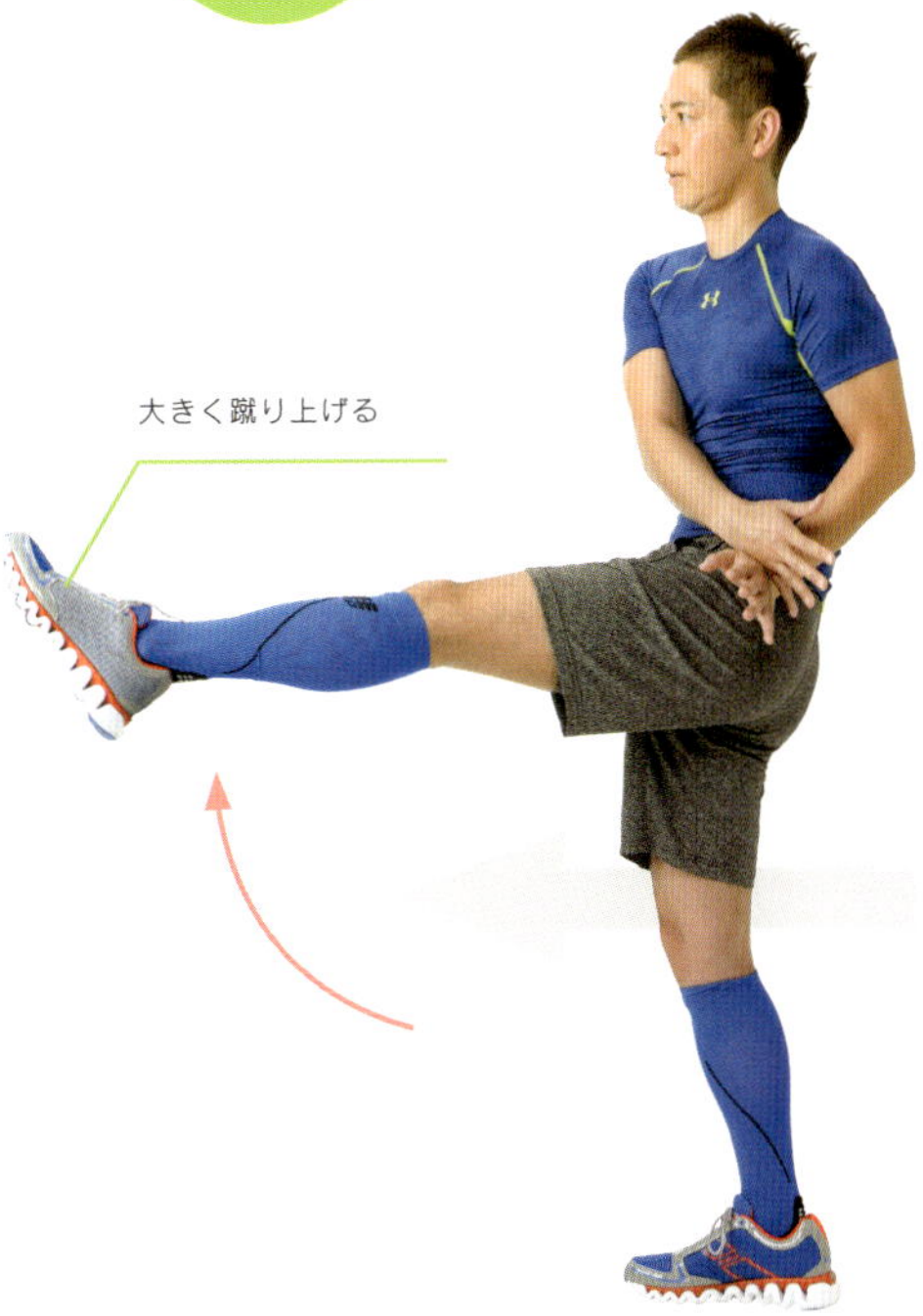

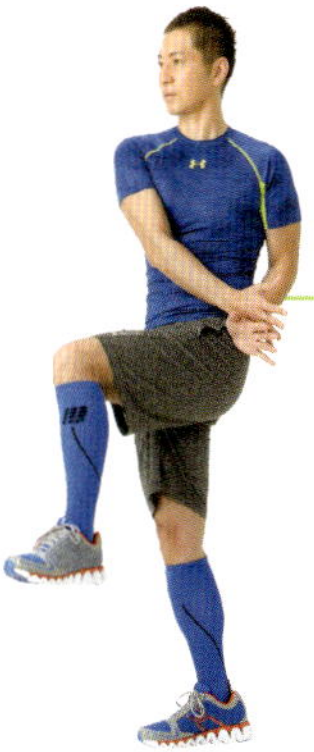

Point

蹴り上げるのが
難しい人は太ももを
交互に上げるだけでも可。
勢いをつけずに
腹筋と太ももの筋肉を
使ってください。

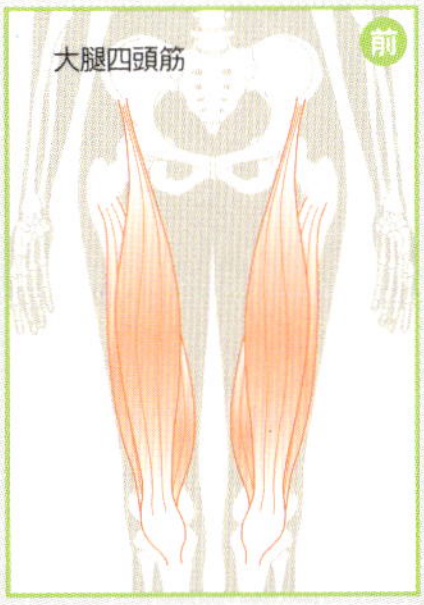

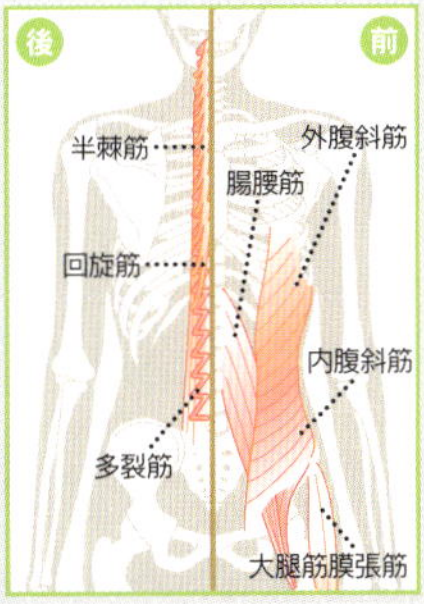

ココに効く！

上級編④

屈伸&両腕の投げ上げ

1 体幹と連動して両腕を投げ上げ

足を肩幅ぐらいに開いて立ちます。体幹を意識しながら体を左にひねり、その動きに合わせて右腕を前方に、左腕を後方に大きく投げ上げます。

2 手を下ろしてひざを曲げる

1で振り上げた両手を下ろしながら体の向きを正面に戻し、同時にひざを曲げます。手や足に力を入れず全身をリラックスさせましょう。

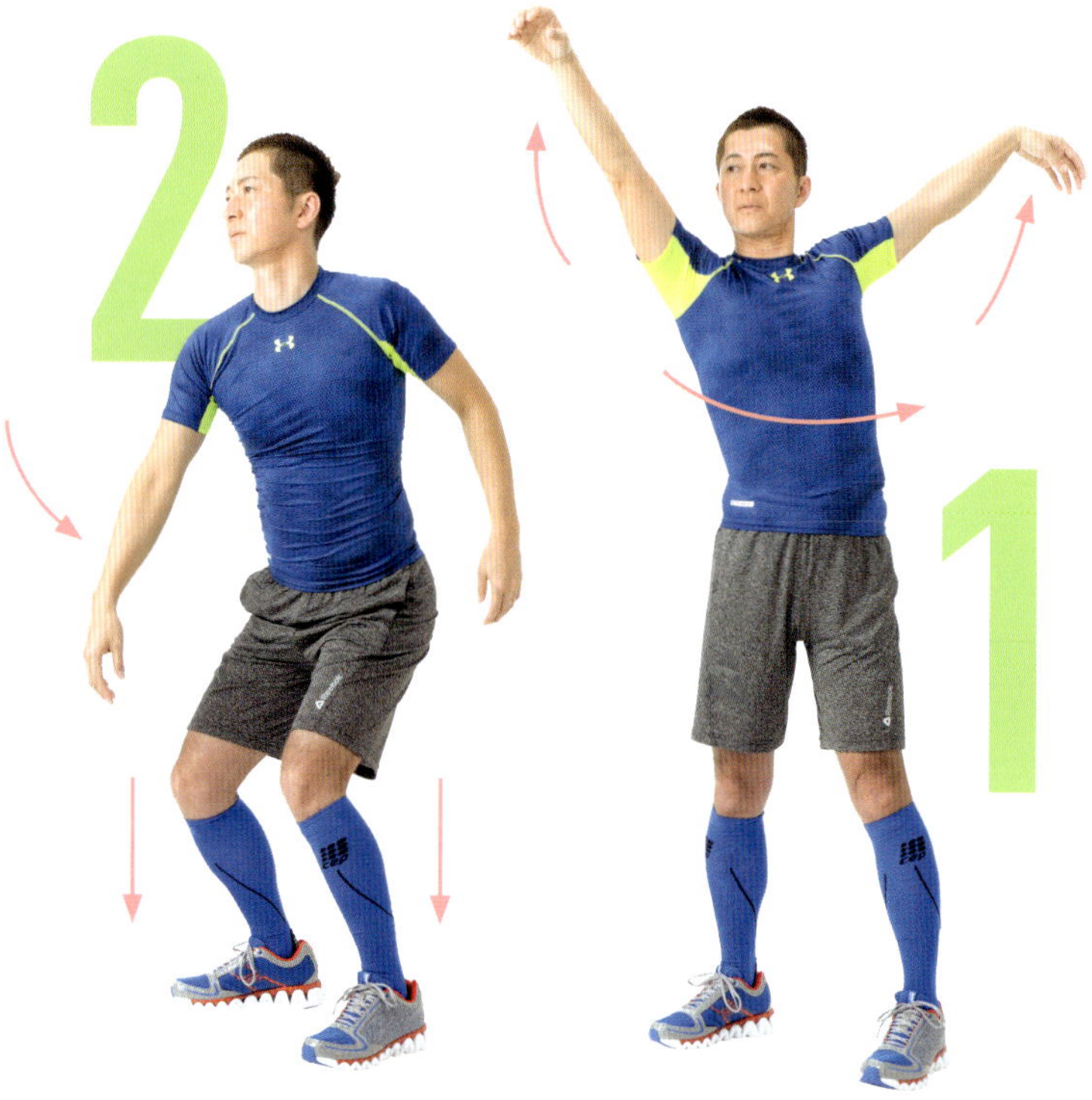

【主な効果】

- 体幹と下肢・上肢の連動の強化
- 下半身全体の強化

46～47ページのセル・エクササイズ上級編⑥「両腕の投げ上げ」に屈伸運動をプラスしたエクササイズです。慣れないうちは動きがぎこちないかもしれませんが、繰り返すうちに体幹に連動して上肢、下肢がスムーズに動く感覚をつかめるようになります。ロコモティブシンドロームの予防にも有効です。

手を替えて
前後に投げ上げ

体幹を意識しながら体を右にひねり、その動きに合わせて左腕を前方に、右腕を後方に投げ上げます。1～3を16回繰り返します。

3

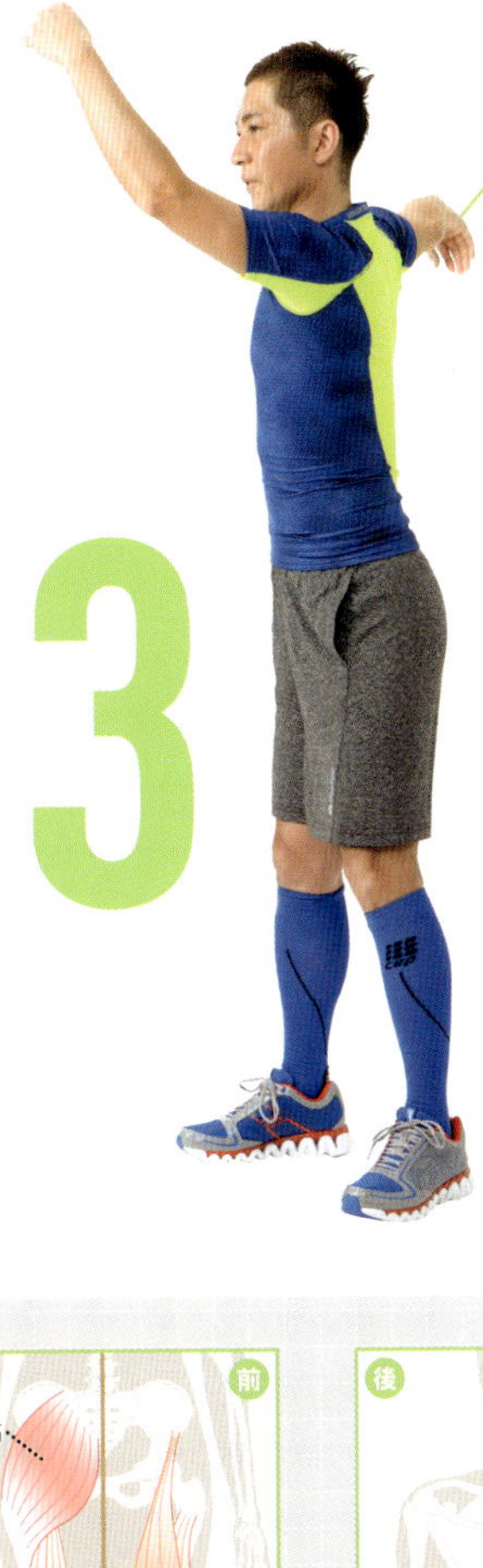

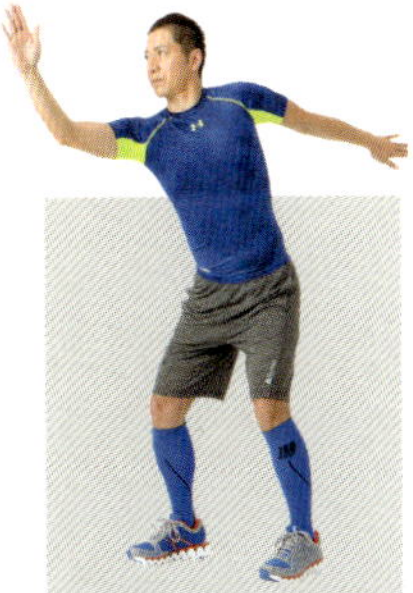

NG

腕を動かすのではなく、体幹を左右に揺するのに合わせて腕を自然に投げ上げましょう。腕は常にリラックスした状態に。

16回

ココに効く！

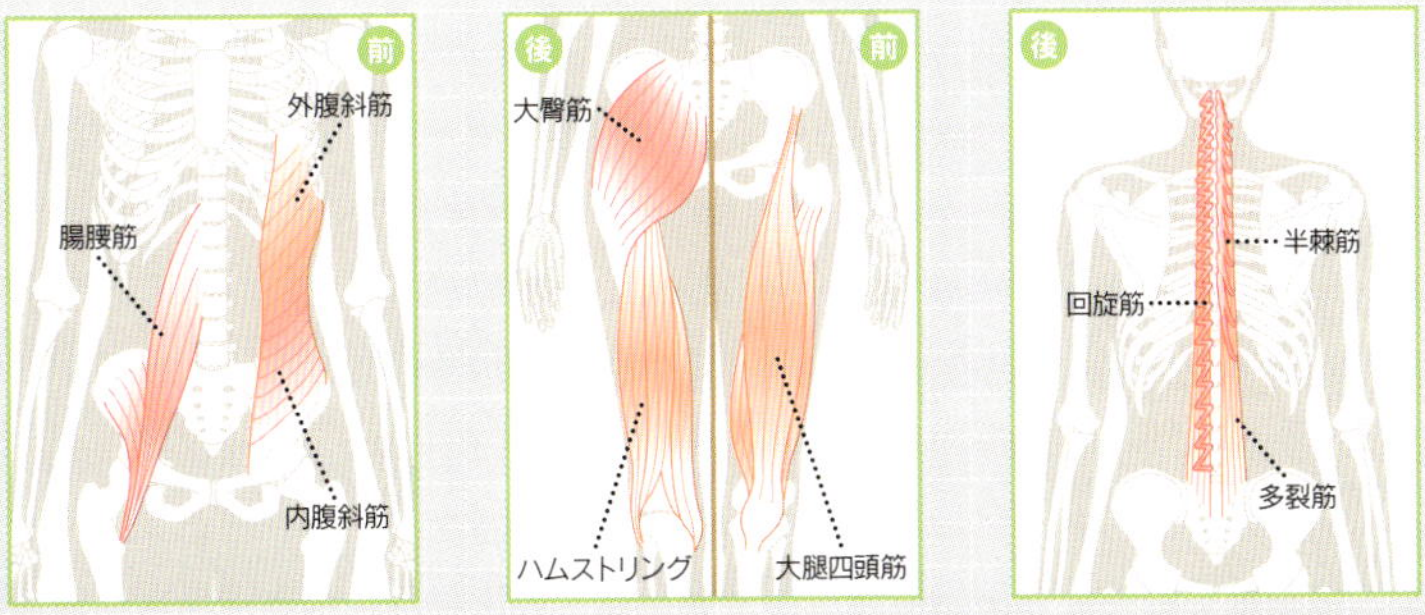

Advance
05

CELL EXERCISE
Chapter 4

上級編⑤

屈伸&両腕の回旋

1 腕の力を抜いてまっすぐ立つ

足を肩幅ぐらいに開き、まっすぐ立ちます。猫背や出っ尻にならないように注意しましょう。上半身、特に腕の力を抜きます。

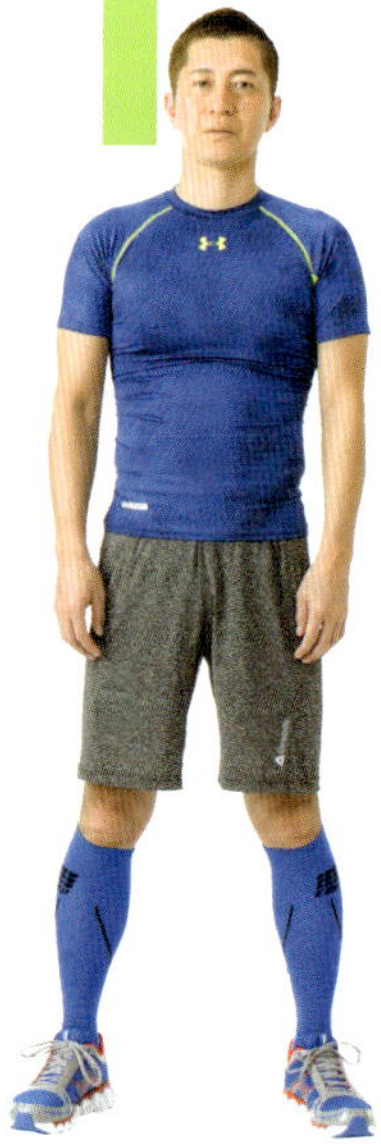

2 腕を巻きつけてひざを曲げる

体幹を左に回転させつつ、ひざを曲げます。その動きに連動して、脱力した両腕が体の左側に巻きつくようにしましょう。

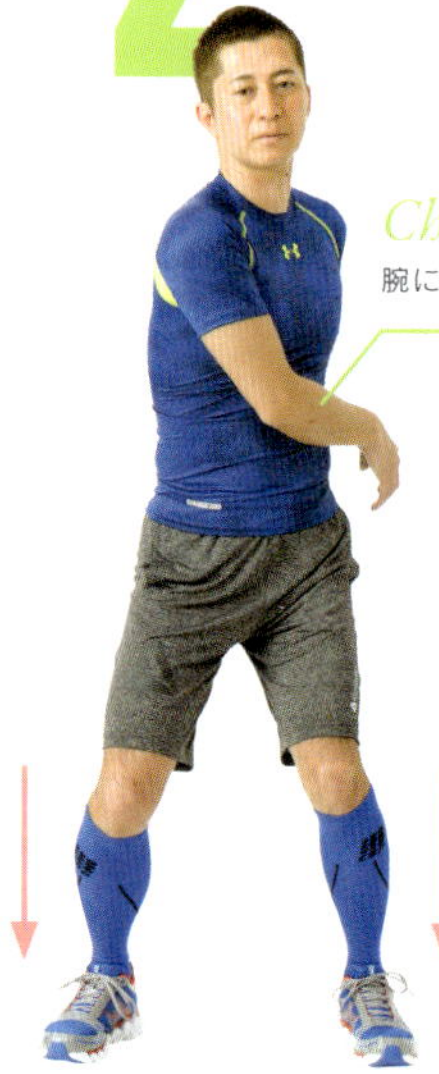

Check!
腕に力を入れない

【主な効果】

- 神経、筋連動の教育
- 下肢の筋力の強化
- 全身バランスの強化

48〜49ページのセル・エクササイズ上級編⑦「両腕の回旋」に屈伸運動をプラスしたエクササイズです。スムーズにできない場合は、①「両腕の回旋」をゆっくり行う→②腕が左右の体側に巻きついたタイミングで屈伸→③①、②を素早く行うの順で練習するとうまくできるようになります。ロコモティブシンドロームの予防にも効果あり。

3

体幹を正面に向けひざを伸ばす

体幹を正面に向けながら、手を体の横に戻してひざを伸ばします。腕の力は抜いたままにしましょう。

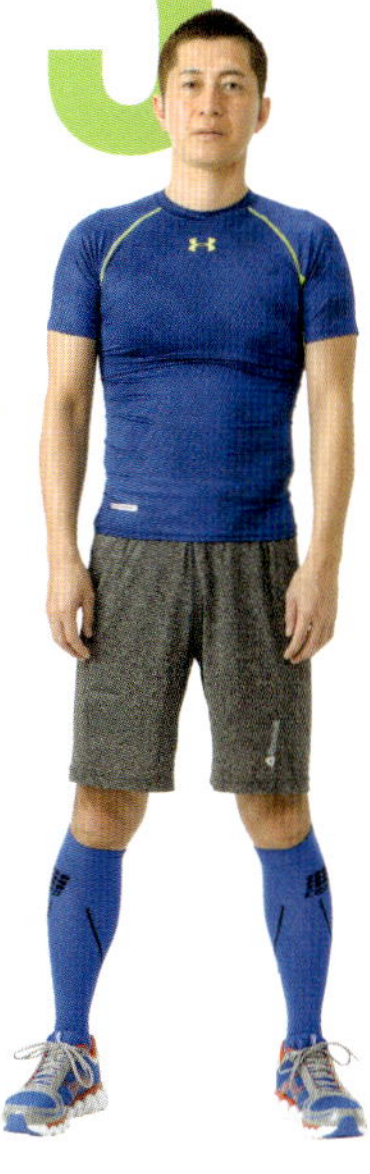

4

腕を反対に振りもう一度屈伸

続いて、体幹を右に回転させながらひざを曲げます。その動きにつられて、脱力した両腕が体の右側に巻きつけばOK。16回行います。

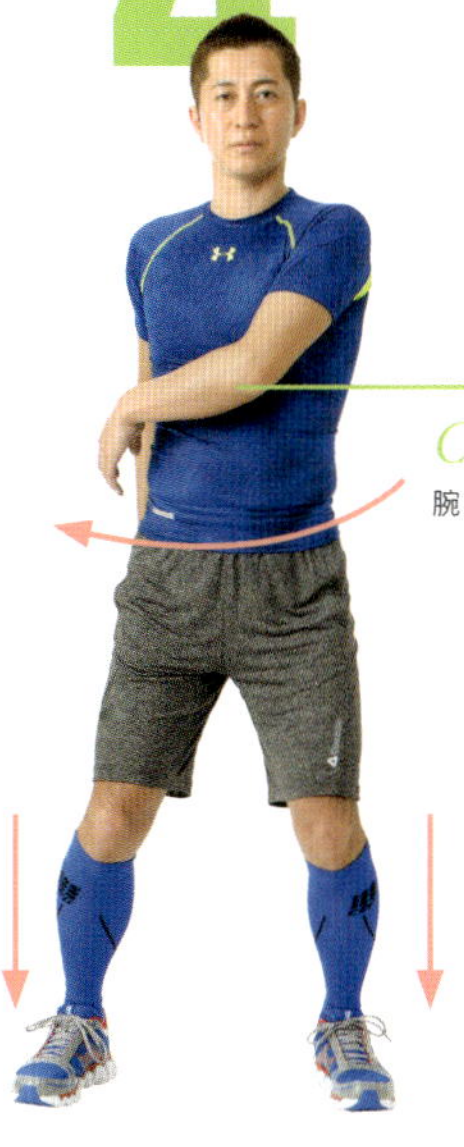

Check!

腕に力を入れない

16回

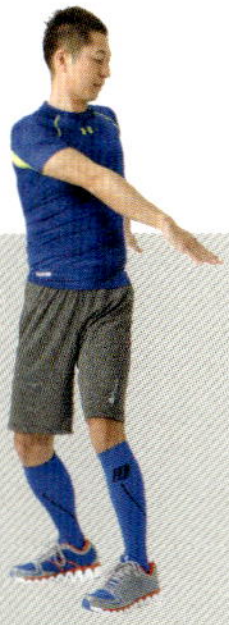

NG

腕は「振る」のではなく、体幹の回転につられて「振られる」イメージです。腕に力を入れたり、腕を先に動かすのは×。

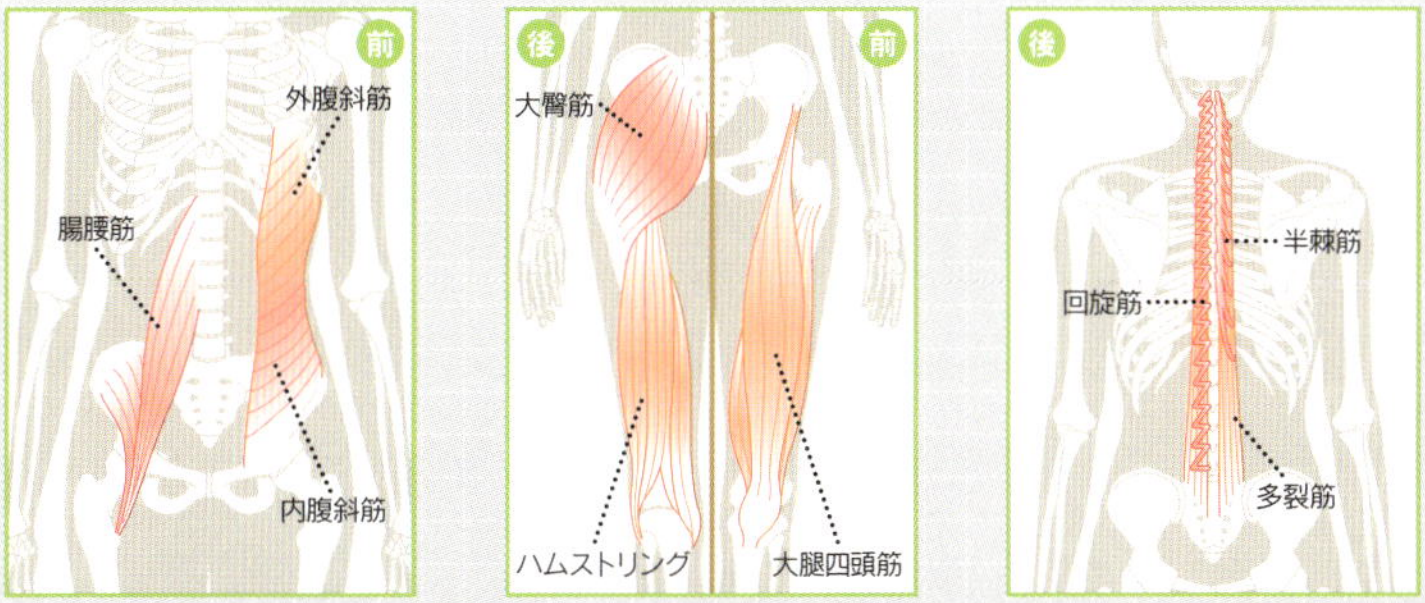

ココに効く！

上級編⑥

屈伸&体幹の回転

【主な効果】

- バランス感覚の向上
- 下肢の筋力の強化
- 体幹と四肢の連動の教育

体幹を安定させてバランス能力を養うエクササイズです。前ページの「屈伸&両腕の回旋」と同様に、動きの起点となるのは常に体幹。体幹を回転させて、その動きにつられて手が動いて各部位をタッチし、同時に体が沈み込む（屈伸する）イメージで行ってください。慣れてきたらスピードアップしましょう。

1

ひざを曲げて両肩にタッチ

足を肩幅ぐらいに開いて立ちます。ひざを軽く曲げながら、体幹を左に回転させて右手で左肩をタッチ。続けて、体幹を右に回転させるのに連動して左手を動かし、右肩をタッチします。

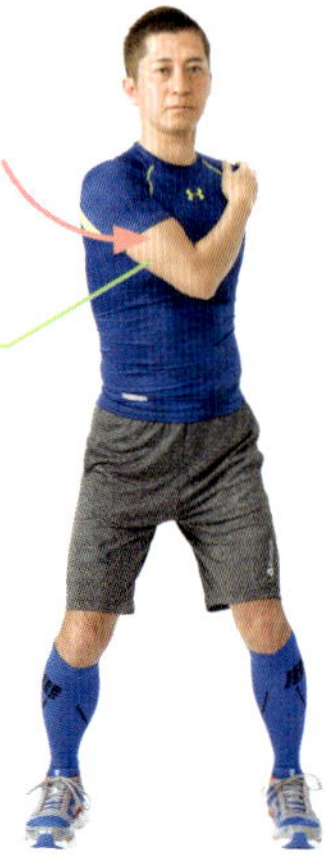

Check!
腕の力を抜く

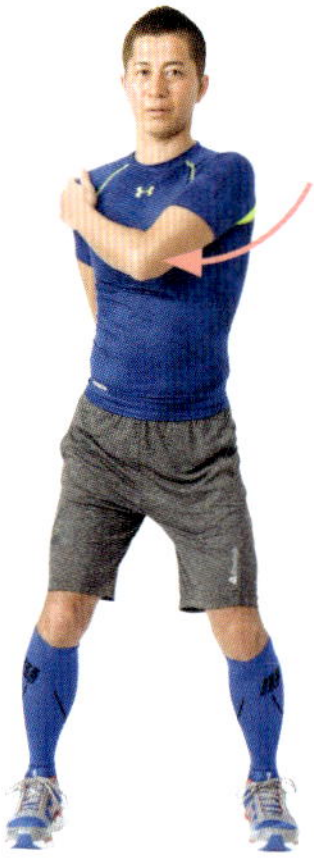

4回

2

腰を落として わき腹にタッチ

さらにひざを深く曲げながら、体幹を左に回転させて右手で左のわき腹をタッチ。続けて体幹を右に回転させるのに連動して左手で右のわき腹をタッチします。素早く行いましょう。

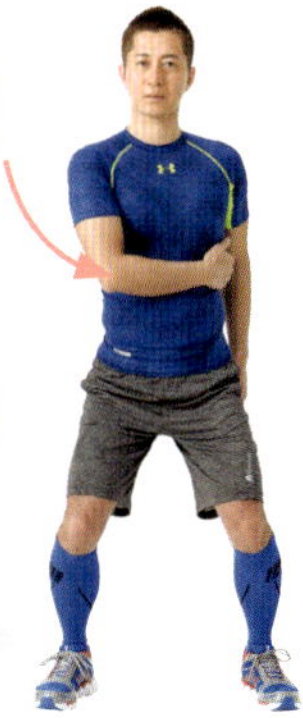

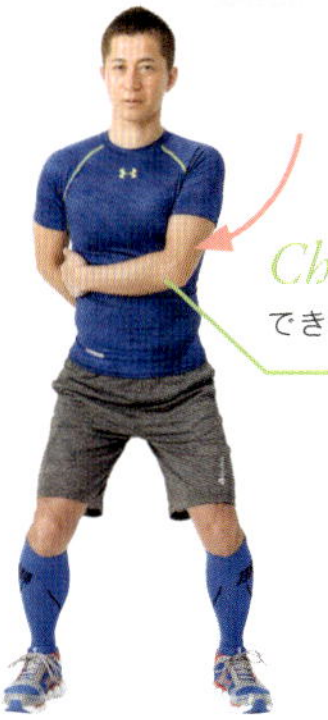

Check!
できるだけ素早くタッチ

3

ひざを深く曲げて 腰骨にタッチ

2よりもさらにひざを深く曲げながら、体幹を左に回転させて右手で左の腰骨をタッチ。続けて、体幹を右に回転させるのに連動して左手で右の腰骨をタッチ。1～3を4回繰り返します。

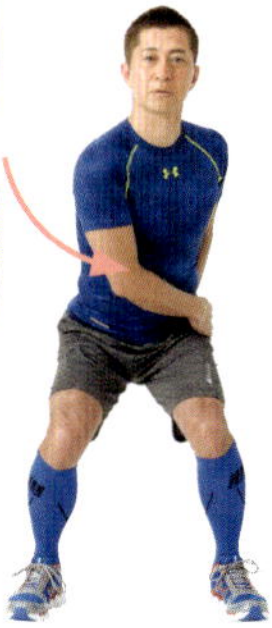

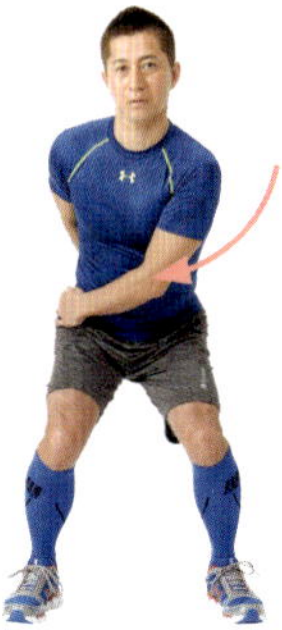

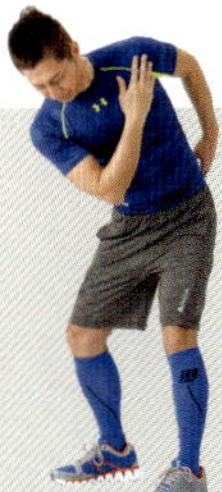

NG

前かがみになるのも腕を先行して動かすのもダメ。体幹を回転させ、それに合わせて屈伸&腕を振るようにしましょう。

ココに効く！

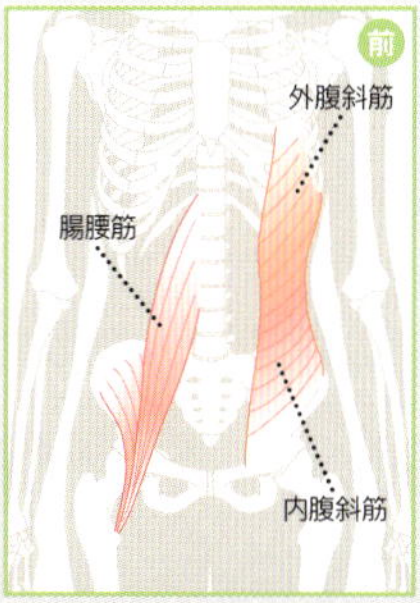

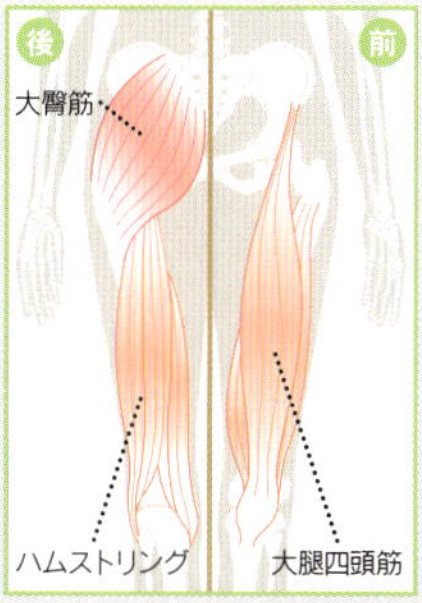

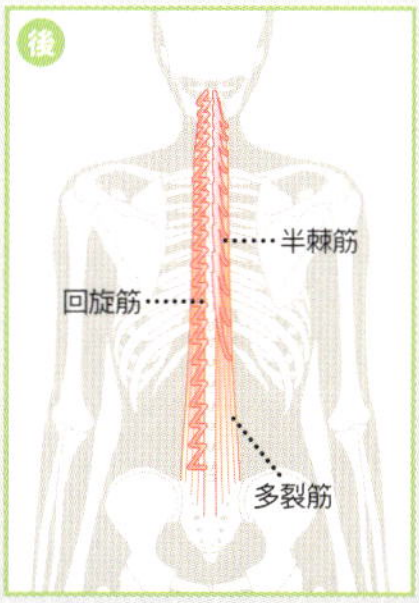

上級編⑦

肩甲骨アップ&ダウン

1

肩の高さで腕を閉じて開く

足を肩幅ぐらいに開いて立ちます。ひじが肩と同じくらいの高さになる位置で、ひじ～手の甲を体の正面で合わせます。次に、ひじの高さをキープしたまま腕を開き、ひじを5回上げ下げします。

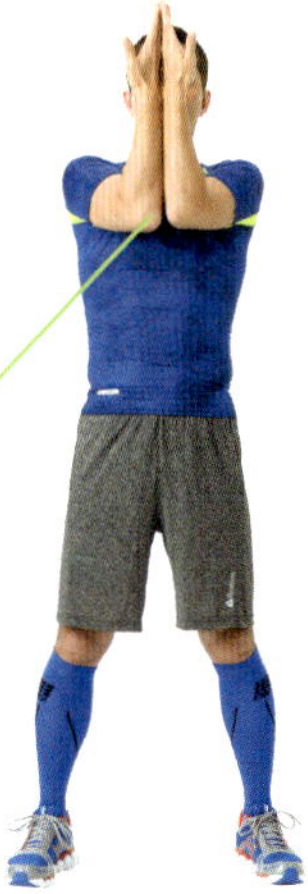

Check!
ひじ～手の甲を合わせる

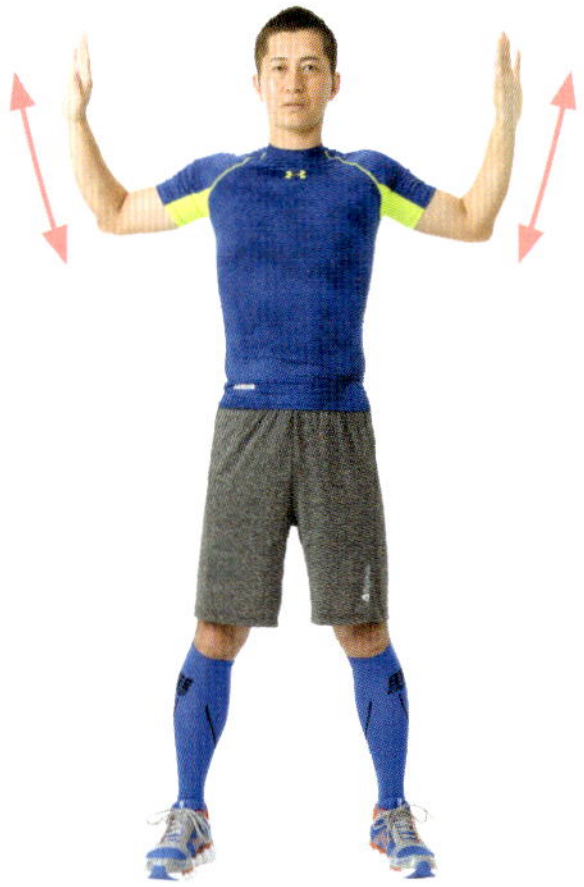

4回

【主な効果】
- 肩関節、首の可動域の向上
- 肩こり緩和
- 脊柱のバランス向上

肩甲骨まわりの筋肉と肩関節脊柱へ働きかけるエクササイズです。肩甲骨の動きがスムーズになり、同時に肩関節、首の可動域も向上。首や肩のこり、腰痛、背中のこわばりの解消につながります。腕を閉じる＝肩甲骨が開く、腕を開く＝肩甲骨が寄る、ひじを上下する＝肩甲骨が上下することを意識しながら行いましょう。

2 胸の高さで腕を閉じて開く

ひじが胸と同じくらいの高さになる位置で、ひじ〜手の甲を体の正面で合わせます。次に、ひじの高さをキープしたまま腕を開き、ひじを5回上げ下げします。重力に任せてひじを落とすイメージで。

3 わき腹の高さで腕を閉じて開く

できるだけひじを下げた状態で、手の甲を体の正面で合わせます。このとき、猫背にならないよう注意。次にひじの高さをキープしたまま腕を開き、ひじを5回上げ下げします。1〜3を4回繰り返します。

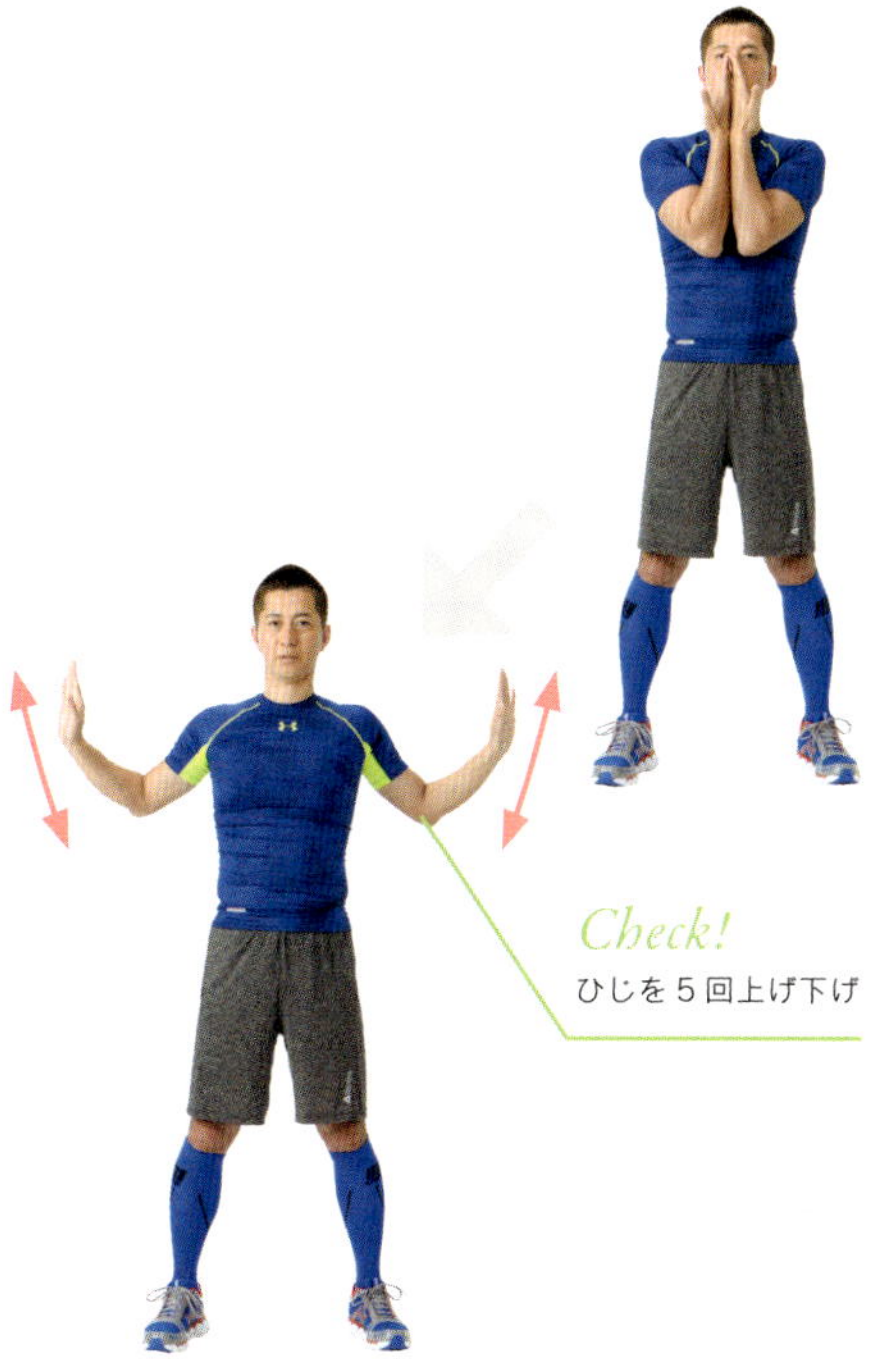
Check!
ひじを５回上げ下げ

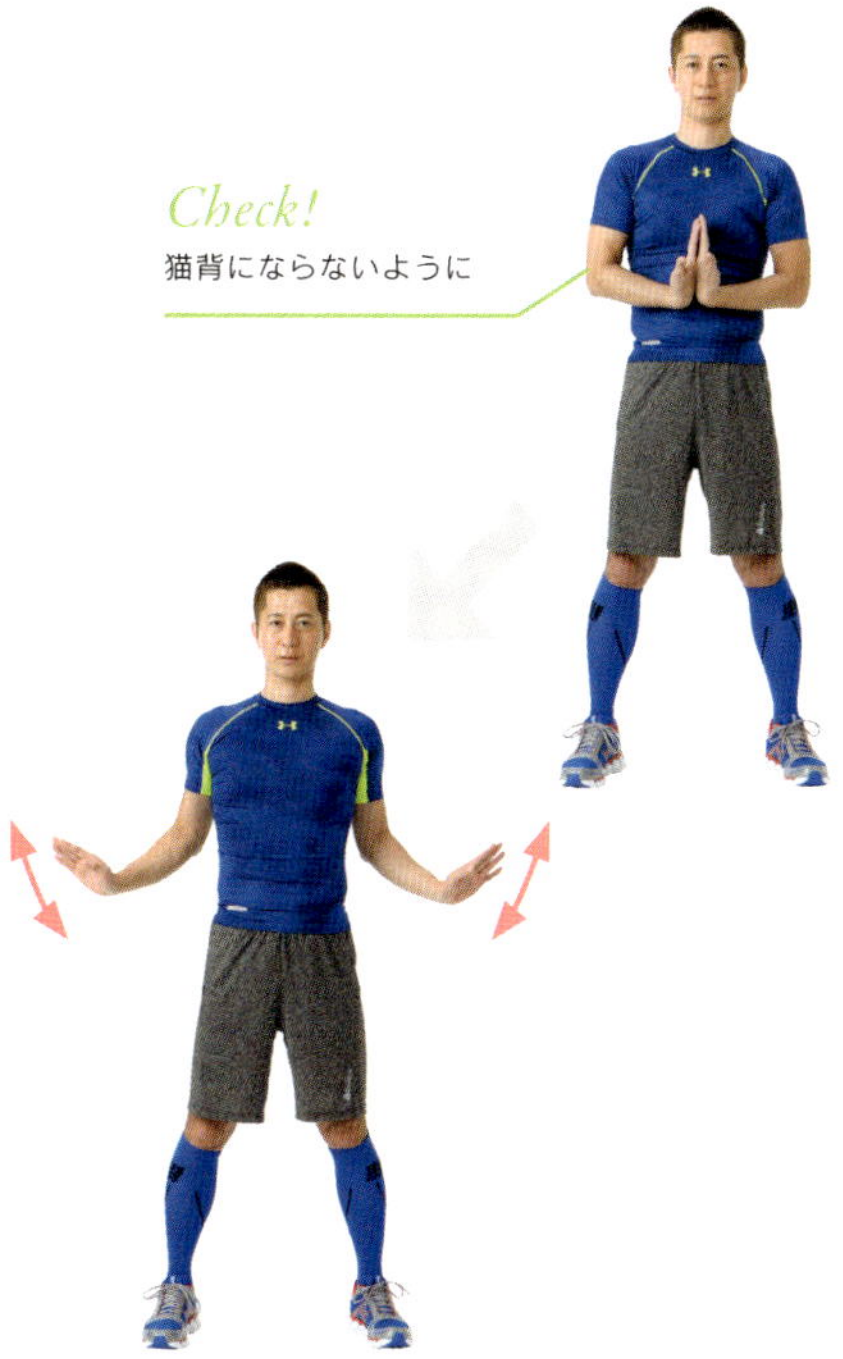
Check!
猫背にならないように

ココに効く！

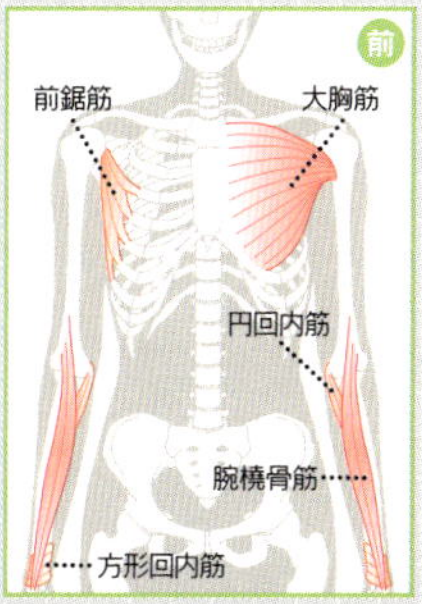

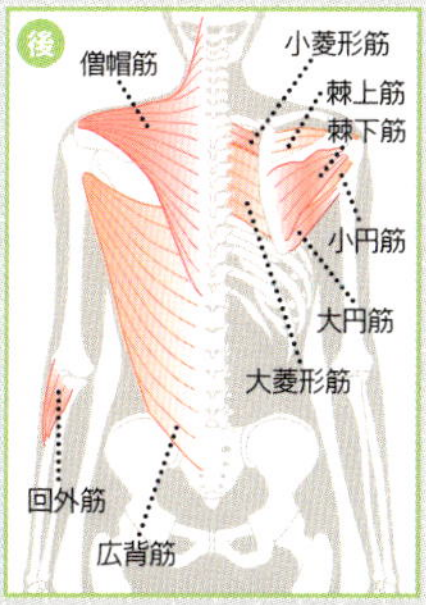

上級編⑧ 片足立ち足揺らし

1 ひざ下を前後に揺らす

足を肩幅ぐらいに開いてまっすぐに立ちます。左ももを上げ、両手でひざを支えます。左足のひざ下を前後に8秒間揺らします。

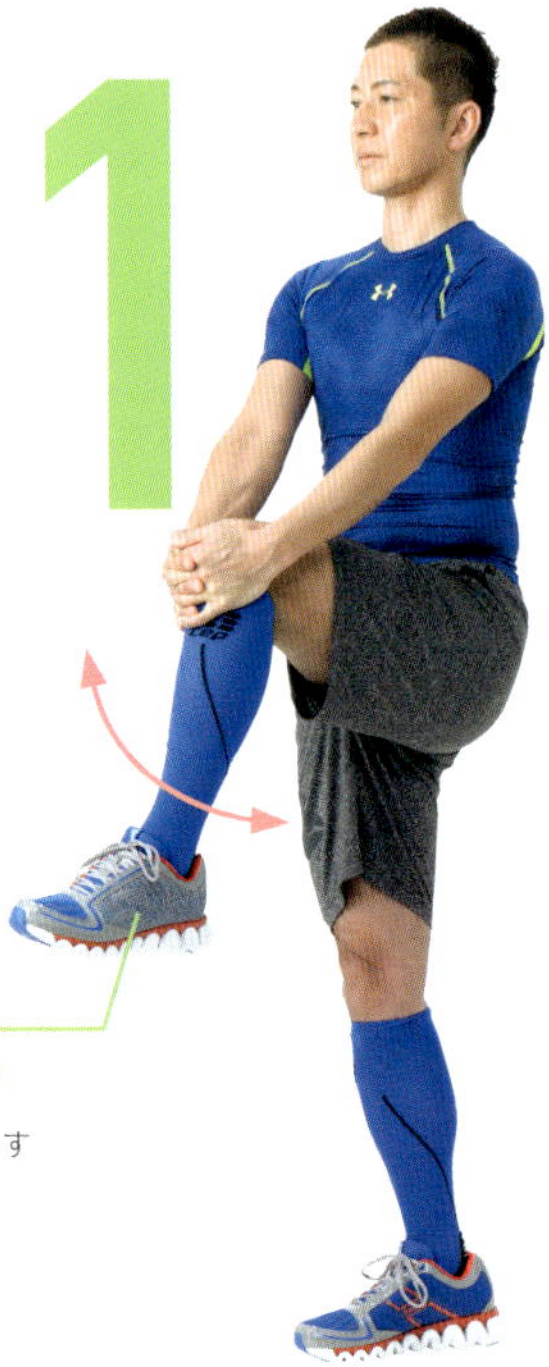

Check!
前後に揺らす

2 ひざ下を左右に揺らす

続いて、左足のひざ下を左右に8秒間揺らします。左ももは腹筋と太ももの力で持ち上げるようにし、上半身が前かがみにならないように注意。

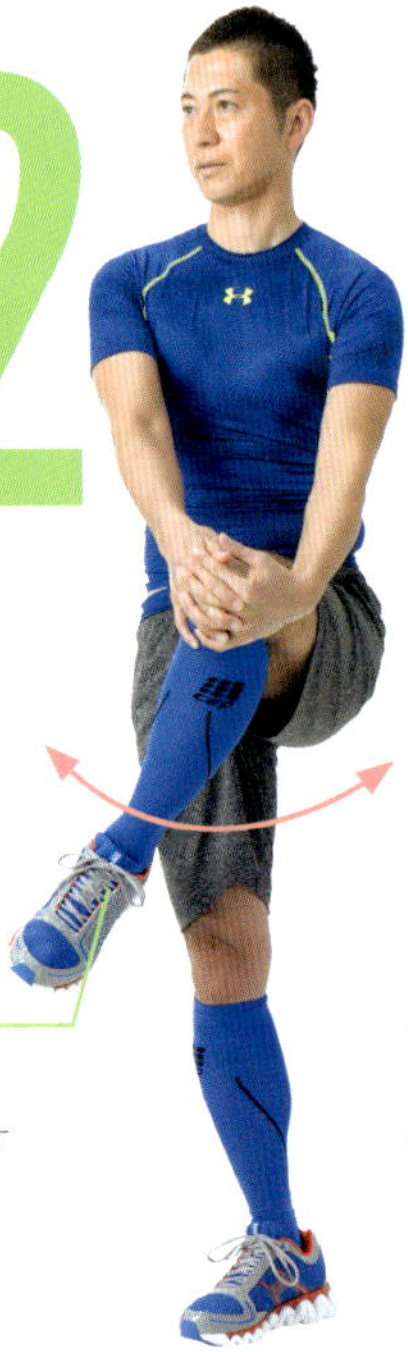

Check!
左右に揺らす

【主な効果】

- バランス感覚の向上
- 下肢のむくみ・冷えの改善
- 歩行・走行動作の円滑化

歩く、走るといった動作の基本となる「バランス感覚」と「もも上げ」を同時にトレーニングするこのエクササイズは、「何もないところでつまずきやすい」という人に特に取り組んでほしいと思います。また、ウォーキング前に行うのも有効です。股関節、ひざ関節、足関節の可動域を向上させる効果もあります。アキレス腱伸ばしストレッチの代わりに行うと効果が実感できます。

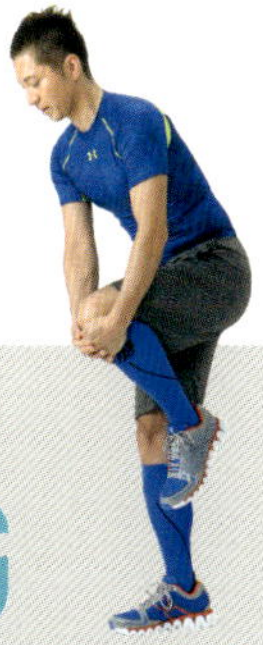

NG

前傾姿勢で行うと効果はゼロ。上半身を倒してひざを迎えに行くのではなく、お腹と太ももの筋肉を使って足を持ち上げます。

左右 各8秒

ひざ下を回転させる

続いて、左足のひざ下を時計回りに4秒間回します。その後、反時計回りに4秒間回します。足を替えて1～3を同様に行いましょう。

3

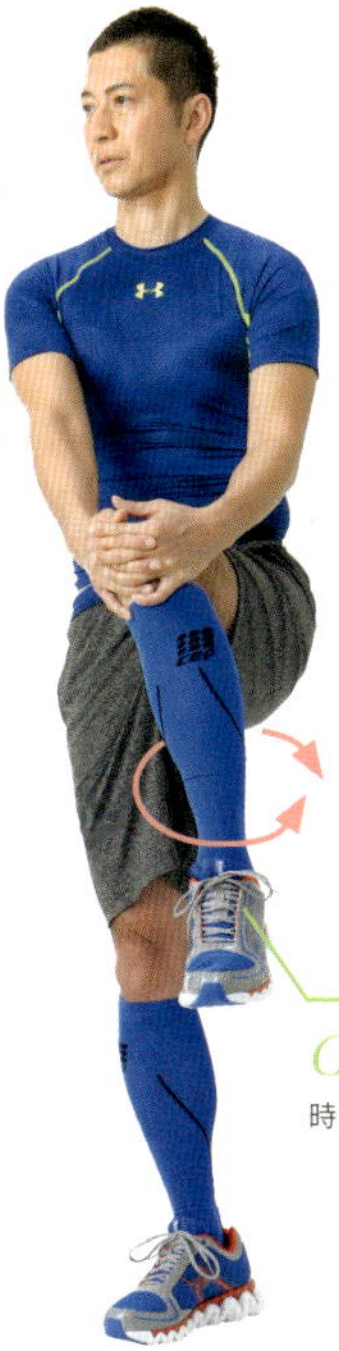

Check!

時計回り、反時計回りに回す

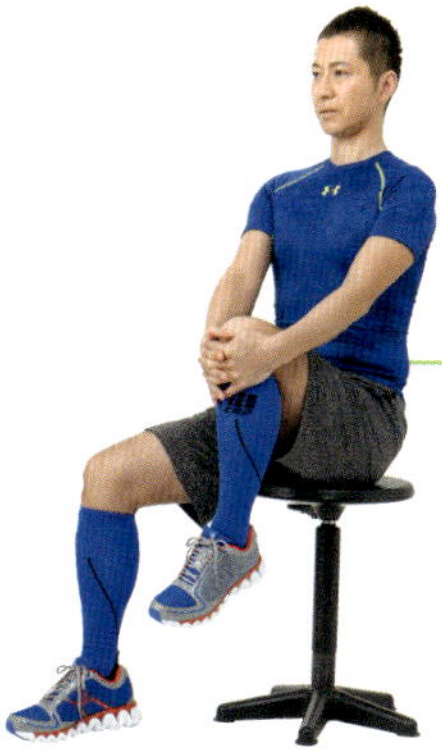

Point

片足立ちが難しい場合は椅子に座って行っても構いません。その場合も前かがみにならないように注意します。

ココに効く！

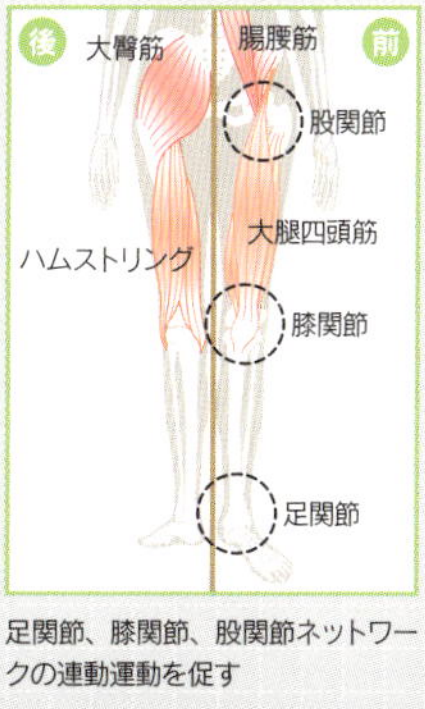

足関節、膝関節、股関節ネットワークの連動運動を促す

Advance
09

CELL EXERCISE
Chapter 4

肩関節&背中ほぐし

上級編⑨

1 手を後ろで組み 腕を上げ下げ

足を肩幅ぐらいに開いて立ち、手を後ろに回して右手で左手の手首を軽くつかみます。このとき、左手は親指と人さし指、小指だけ立てておくこと。この状態から腕を10回、上げ下げします。

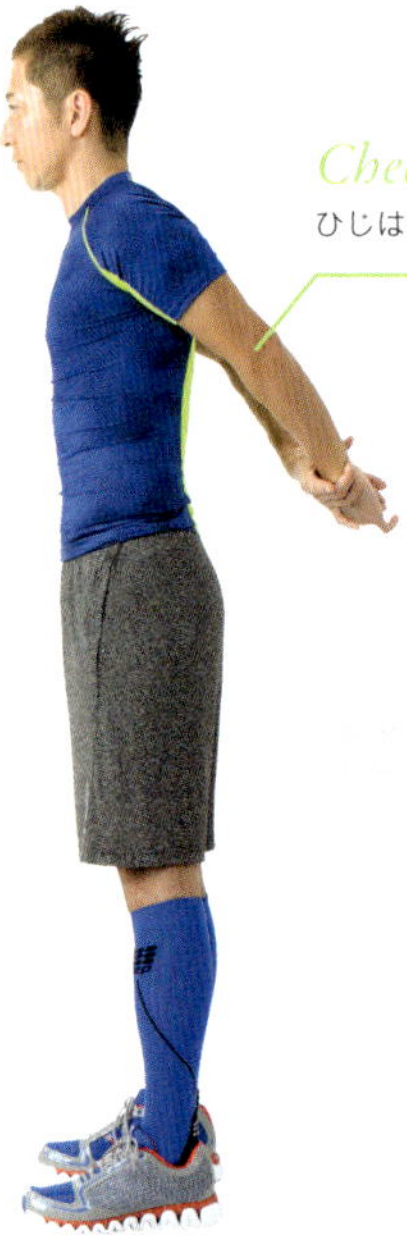

Check!
ひじはまっすぐ伸ばす

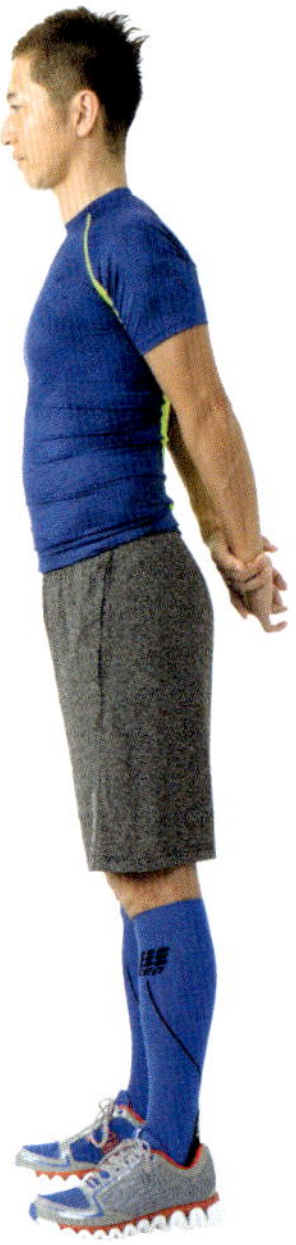

【主な効果】

- 腕の引き締め
- 肩こり緩和
- 肩関節の可動域の向上

肩甲骨の可動域を向上させ、同時に周辺の肩、背中、そして前腕の筋肉をほぐすエクササイズです。片手の親指、人さし指、小指だけを立てて、その手首を反対の手でロックするのは、どこか一カ所に負担をかけることなく筋肉を均等にストレッチするため。肩こりに悩んでいる人は習慣にするとよいでしょう。

2 手を後ろで組み腕を左右に動かす

1の姿勢のまま、今度は腕を左右に10回動かします。腕の動きに合わせて肩甲骨が動いているのをしっかり意識しましょう。終わったら手を組み替えて、同様に行います。

各10回

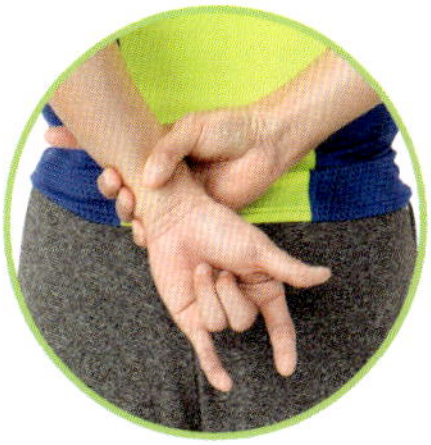

Point

片方の手は中指と
薬指は折り曲げて、
親指、人さし指、小指だけを
立てておきます。
その手首を、
反対の手でロックします。

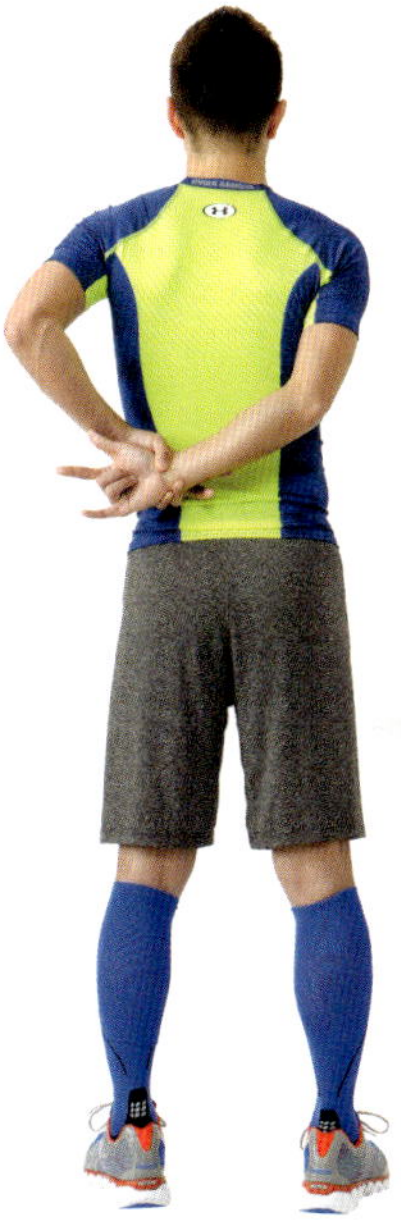

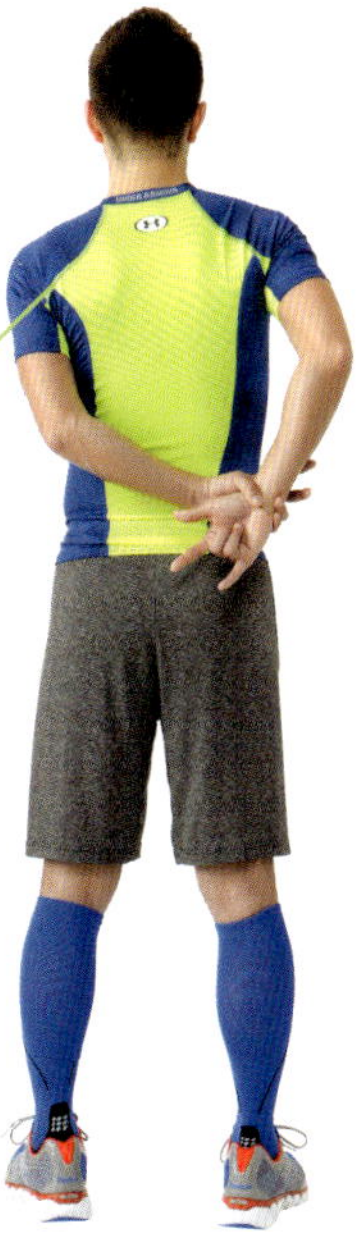

Check!

肩甲骨の動きを意識する

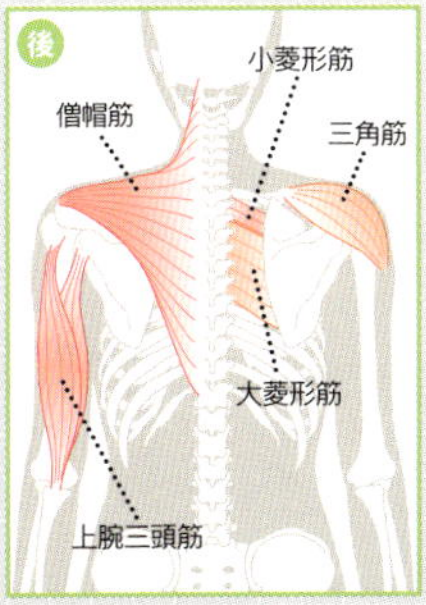

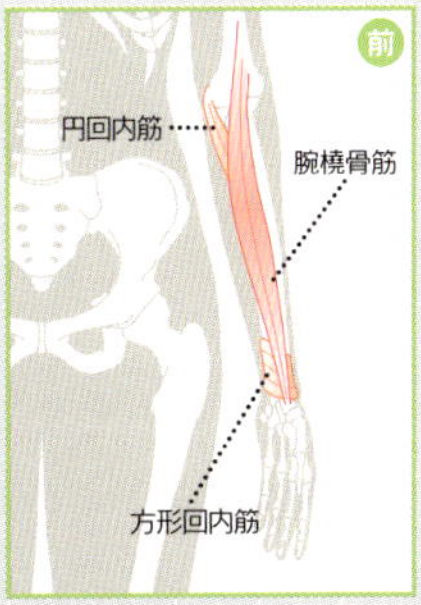

ココに効く！

上級編⑩

上体ひねりスクワット

1 腕をクロスしてまっすぐ立つ

足を肩幅よりも広めに開いて立ちます。つま先もやや外側に開いておきましょう。両腕は胸の前でクロスしますが、腕に余計な力を入れないこと。

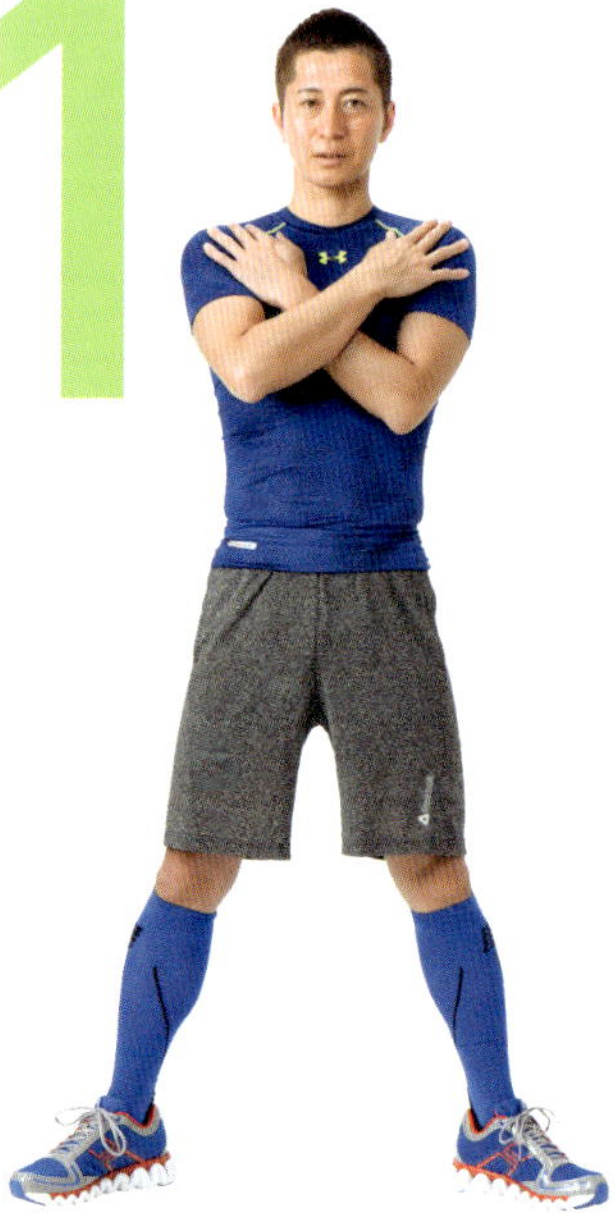

2 体の向きを変えてスクワット

腕をクロスしたまま、右足のかかとを軽く上げます。体を左方向に向けて、そのまま腰を落とします。右ひざが床に触れるぐらいまで落とせると◎。

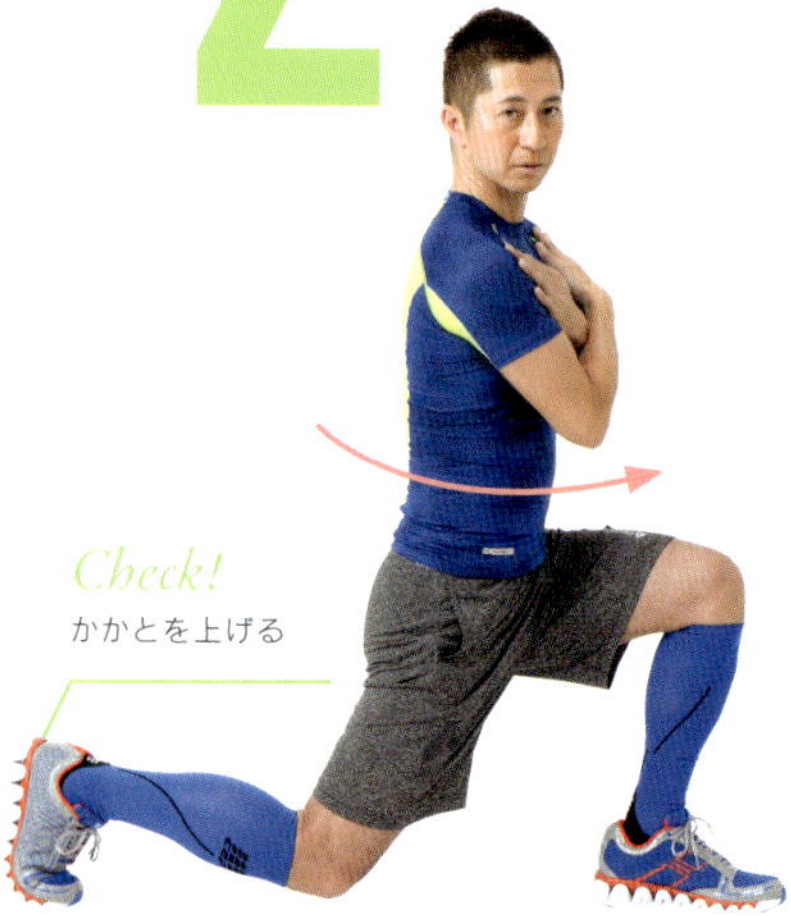

【主な効果】

- 股関節の可動域の向上
- ウエストの引き締め
- 下半身の強化と引き締め

上級編の締めくくりは上体をひねりながらのスクワットです。体幹のバランス感覚が鍛えられるだけでなく、ウエストや太ももの引き締めなどダイエット効果も期待できます。2、3のスクワットの姿勢がきつい場合は、腰を軽く落とす程度からスタートし、最終的にひざが床につくぐらいまで腰を落とせるようになるのを目標にしましょう。

反対側にひねり再びスクワット

いったん1の姿勢に戻ったら、今度は左足のかかとを軽く上げます。続いて体を右方向に向けて、そのまま腰を落とします。1～3を16回行います。

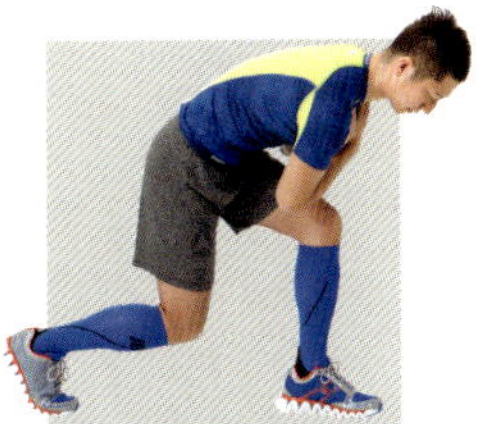

NG

スクワットする際に前かがみにならないように気をつけましょう。上半身は常にまっすぐの状態をキープ。

3

Check!
顔は正面に向ける

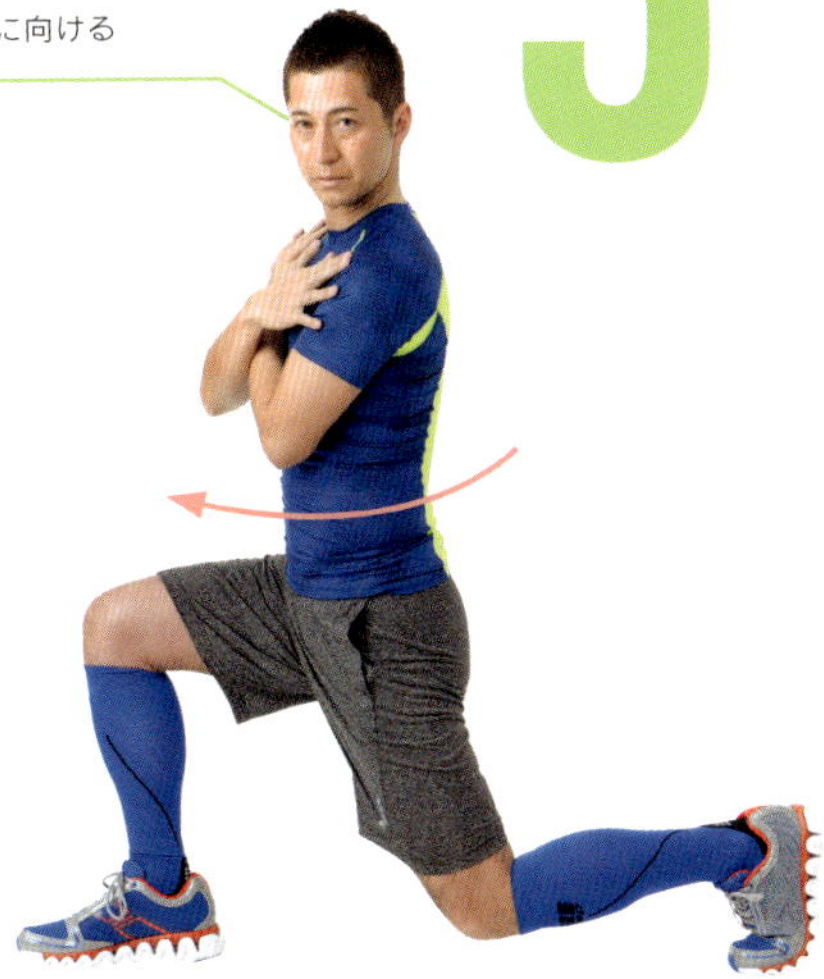

16回

ココに効く！

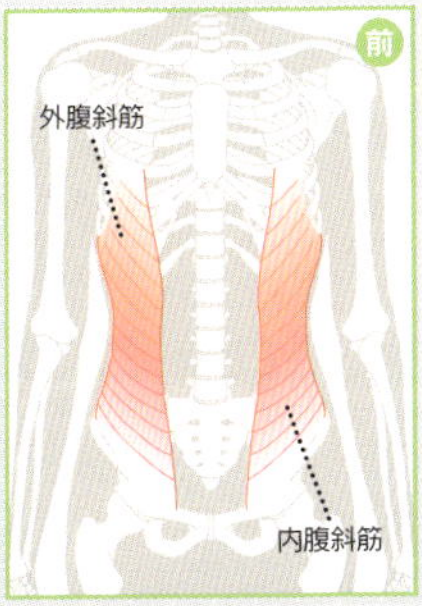

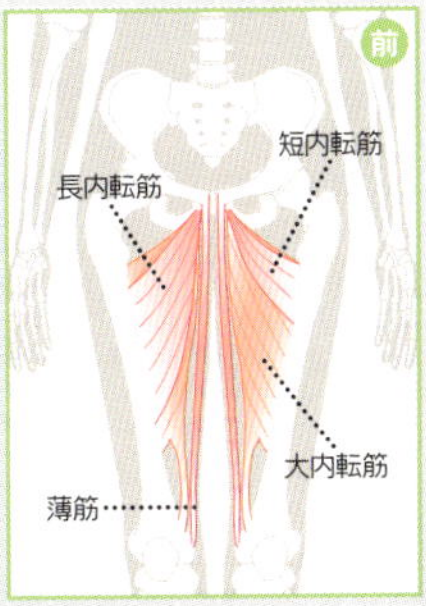

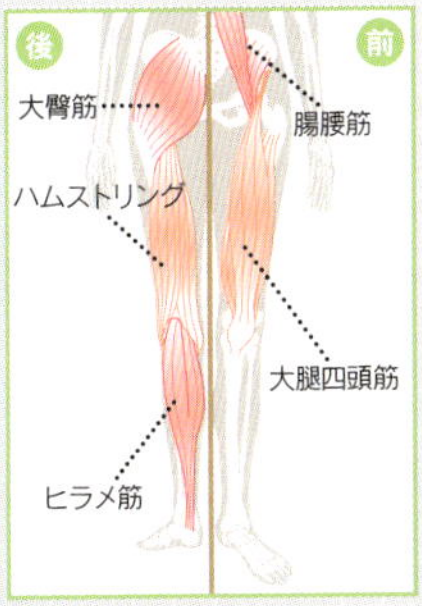

Column 04

自律神経を整える生活習慣〈夜〉

副交感神経が優位になる夜は、夜更かしや睡眠不足を招く行動は禁物。夜に良質な睡眠をとることが、翌日のパフォーマンス向上につながります。

Point 1 夕食は寝る3時間前に

食後3時間以内は副交感神経が上がりきっていない状態なので、その間に寝ても質のいい睡眠をとれません。夕食は就寝の3時間前までにすませましょう。食べすぎや胃腸に負担がかかる脂っこい食事も避けたいところです。

Point 2 深酒&寝酒が自律神経を乱す

アルコールを飲むとリラックスするように感じますが、実際には交感神経が高ぶり体は一種の興奮状態になります。良質な睡眠をとるためにも夜の飲酒はほどほどに。深酒したときは水をたくさん飲んでください。

Point 3 食後の散歩でぐっすり

食後に散歩（2キロを30分程度で歩く）をすると末梢の血管が開いて肩こりや腰痛、疲れがとれ、ぐっすりと眠れます。朝の運動よりも続けやすいのも夜の散歩のメリット。日中に体を動かす機会が少ない人は試してみては？

Point 4 半身浴で体も心もリラックス

39〜40度のぬるめのお湯で15分間の半身浴をすると滞っていた血流が改善。体も心もリラックスして自律神経が整い、スムーズに寝つけます。なお、お風呂上がりにはコップ1杯の水を飲んで水分補給をしておきましょう。

Point 5 短い日記を書いて心を整理する

日中の失敗などを思い出してなかなか寝つけない日は①その日一番失敗したこと、②その日一番感動したこと、③明日の目標の3つだけを書く短い日記をつけるのがおすすめ。書くことで心が落ち着き、自律神経も安定します。

セル・エクササイズ
ヒーリング編

CELL EXERCISE
Chapter 5

Healing

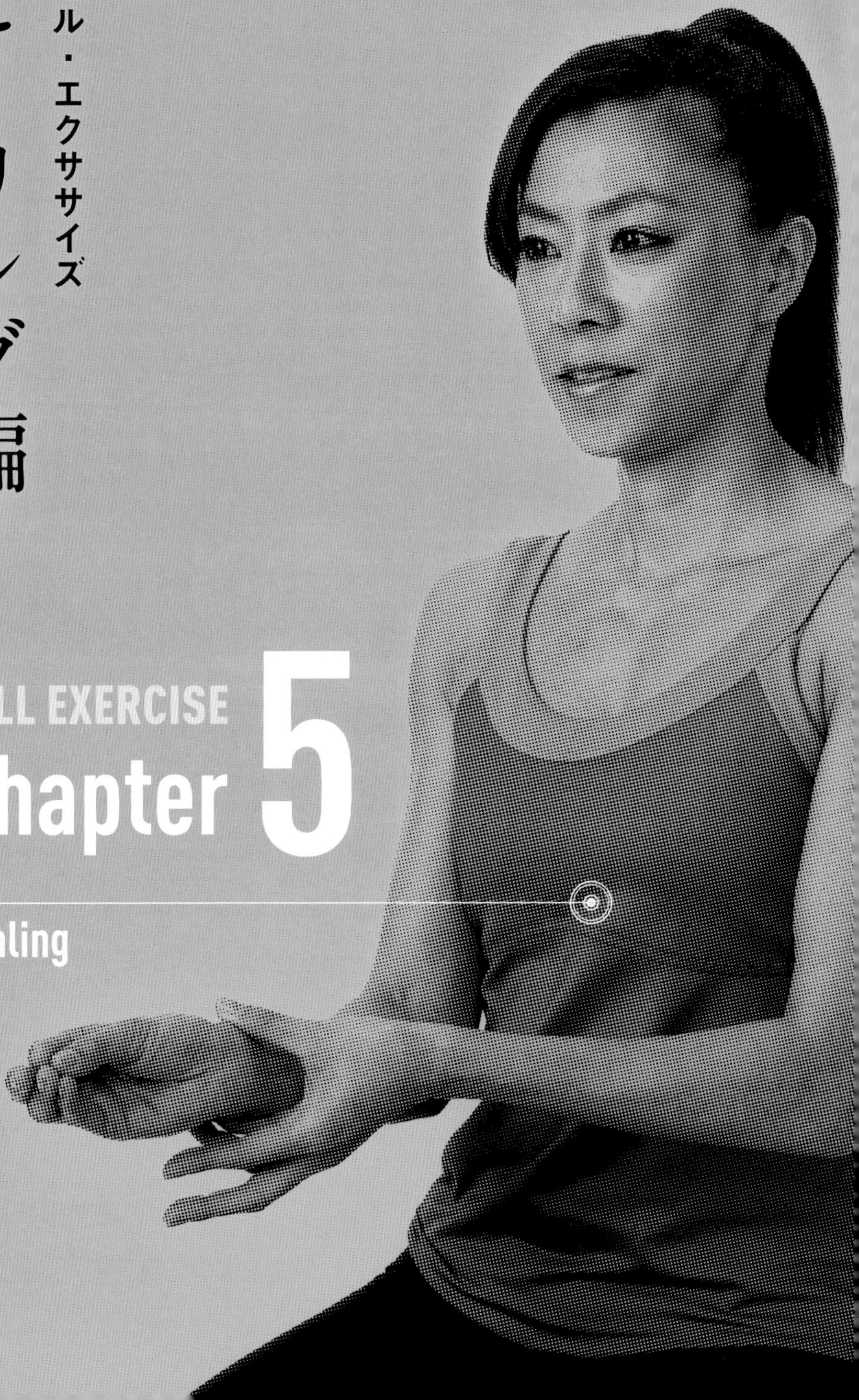

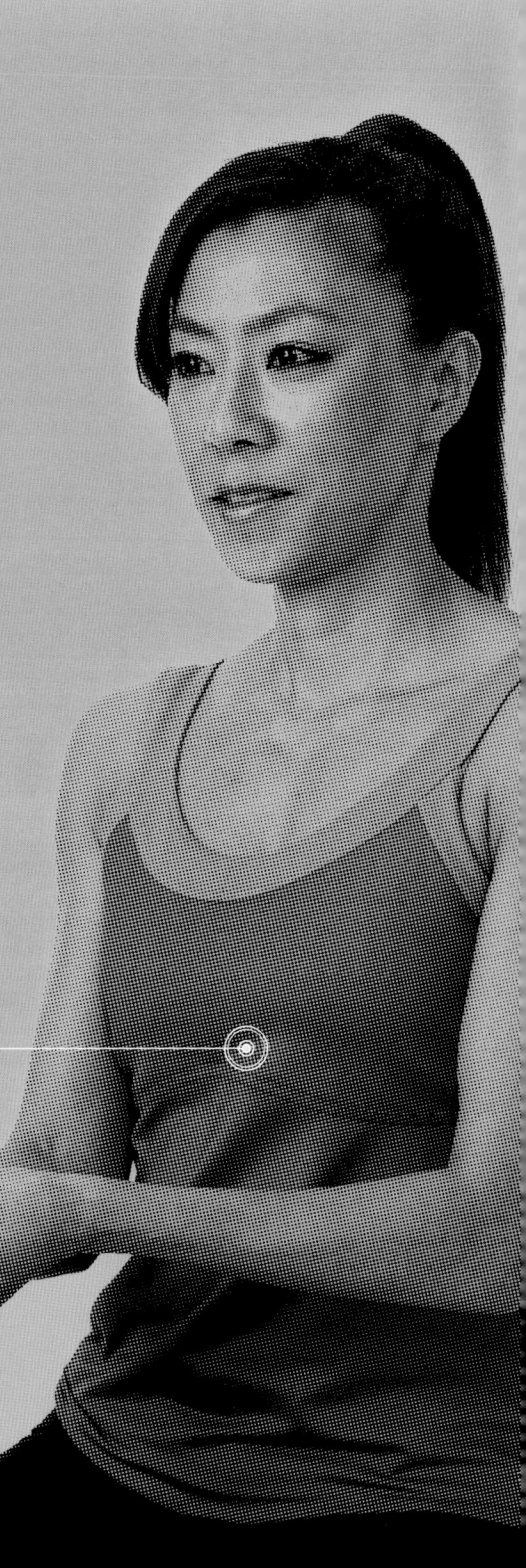

Healing
01

CELL EXERCISE
Chapter 5

ヒーリング編①

手首揺らし

1 指先をつけて手首を揺らす

左右 各30秒

椅子に座り、左手で右手首を支えます。右手はピンポン玉を包むように優しく握り、手首を折ったり反らせたりしながらブラブラ揺らしましょう。30秒行ったら手を替えて同様に行います。

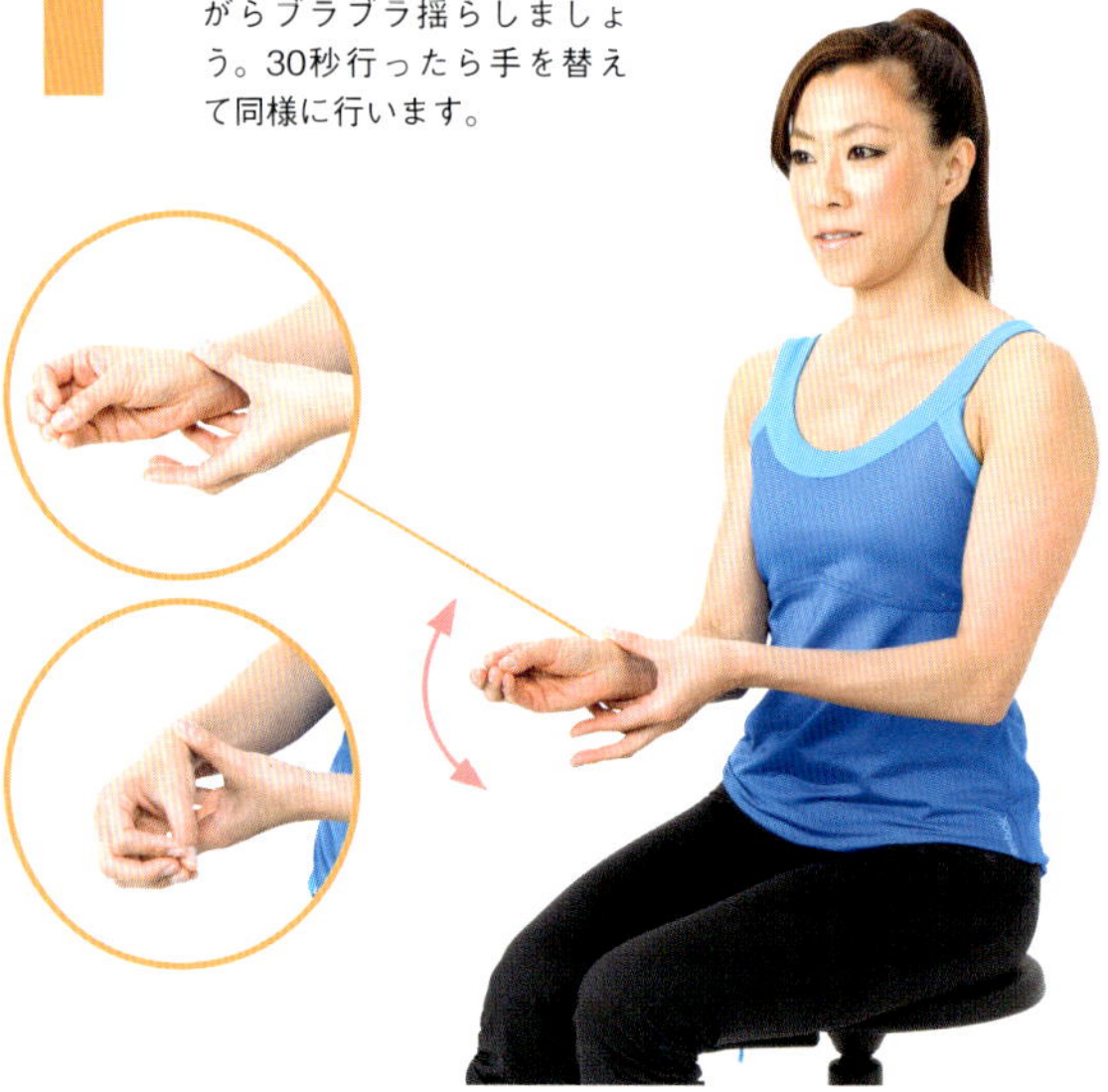

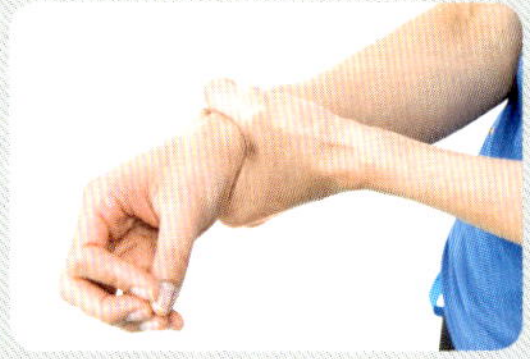

NG

揺らしている方の手の指に力を入れたり、手首を強くつかむのはNG。ブラブラ揺らせなくなってしまいます。

【主な効果】

- 腕、肩関節の可動域の向上
- 肩こり緩和
- 手先の冷えの改善

手、ひじ、肩の関節周辺の筋肉を力を抜いて揺らすことでほぐします。

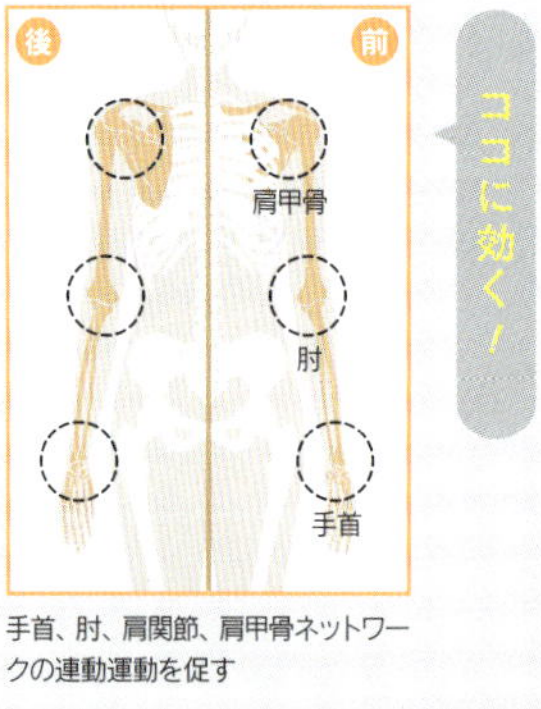

手首、肘、肩関節、肩甲骨ネットワークの連動運動を促す

ヒーリング編②
足首回し

外回し、内回し
左右各10回

1

足を浮かせて
足首を回す

椅子に座り、左足を浮かせて両手で支えます。このとき、左手の薬指と小指で左足の外くるぶしを挟むのがポイント。10回回したら反対に回し、次に足を替えて同様に行います。

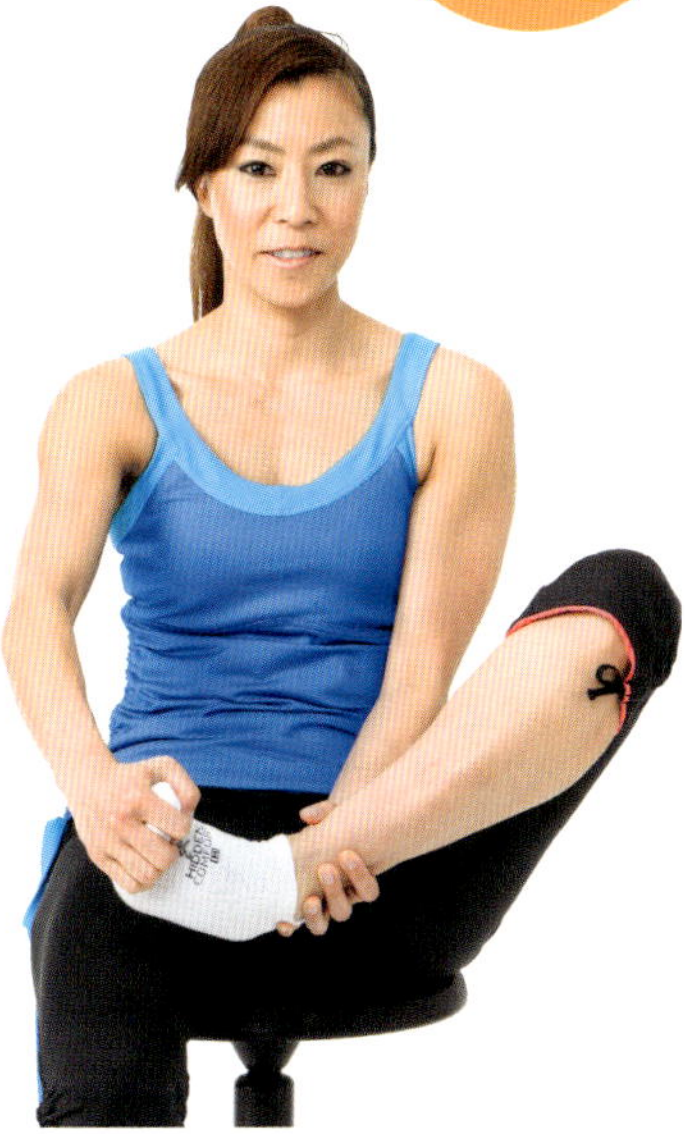

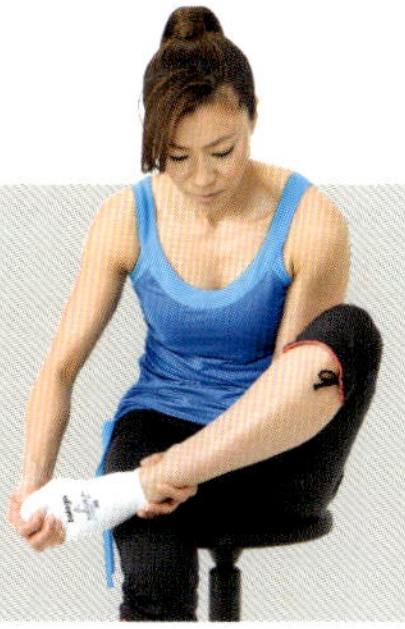

NG

回す方の足を反対の足の上に置いて行うのは×。足首と股関節が連動しなくなり、エクササイズの効果がゼロに。

【主な効果】

- 足関節、ひざ関節、股関節の可動域の向上
- 下肢のむくみの改善

ココに効く！

足関節、ひざ関節、股関節を連動して緩めます。

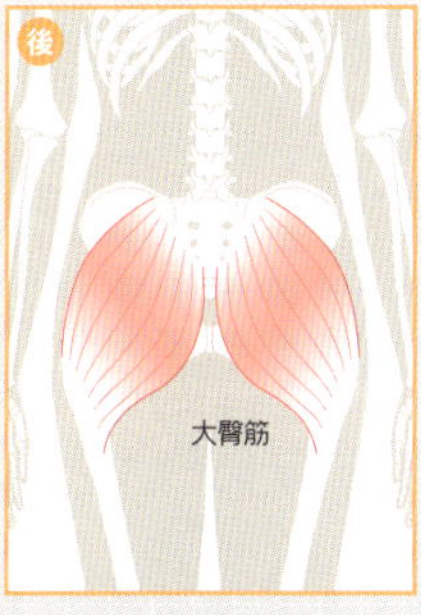

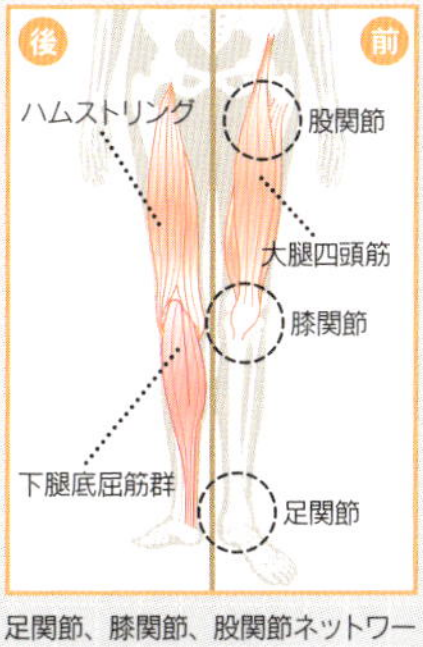

足関節、膝関節、股関節ネットワークの連動運動を促す

Healing
03

CELL EXERCISE
Chapter 5

ヒーリング編③

腕伸ばし

各10回

1 指を立てて左腕を伸ばす

椅子に座り、左手で右手首をつかみます。右手は親指、人さし指、小指だけを立てておきます。右ひじを後ろに引いて左腕を伸ばしたら、右ひじを小刻みに10回後ろに引きます。

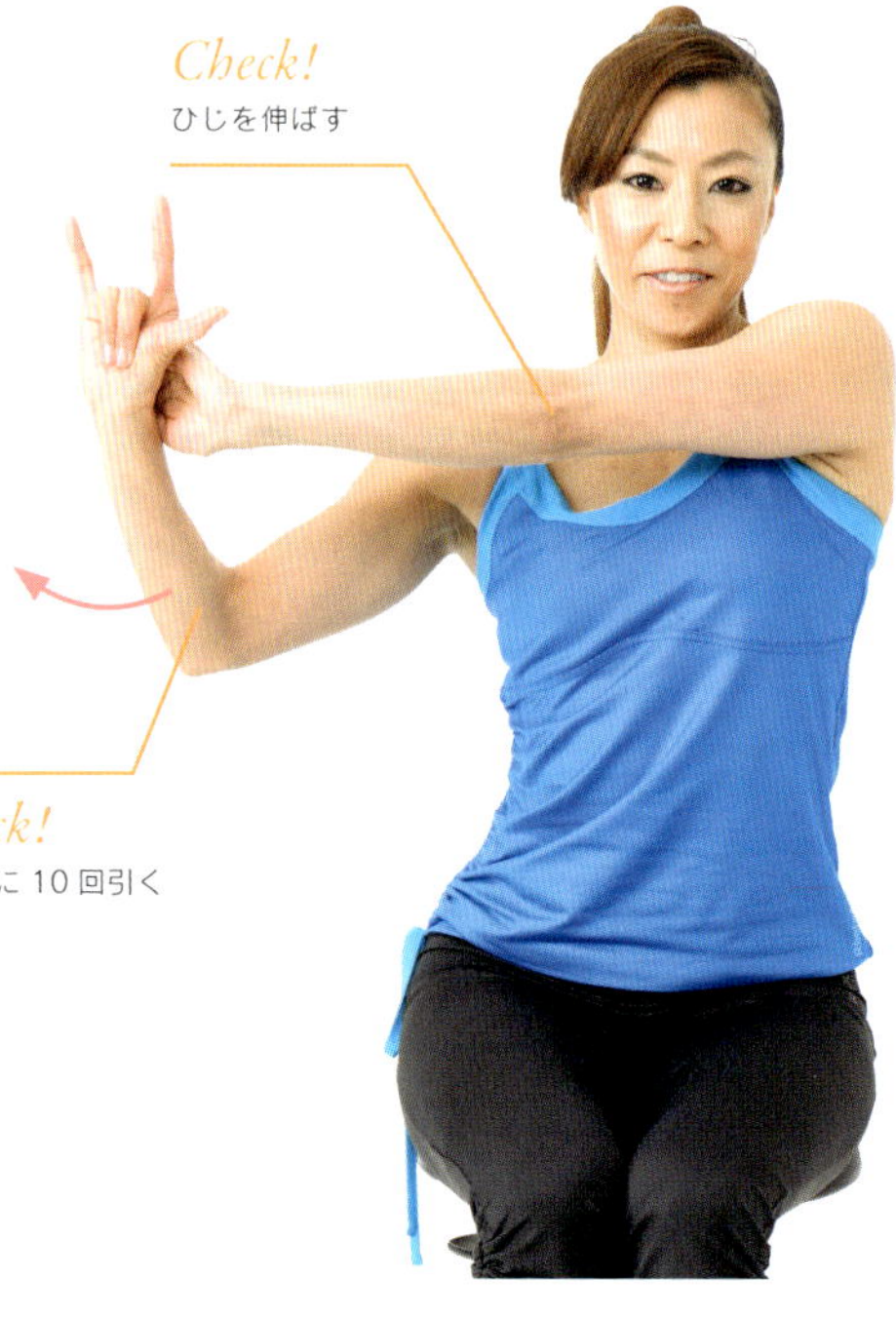

【主な効果】

- 体幹と上肢の連動性の向上
- 手先の冷えの改善
- 緊張、ストレス緩和

体の末端である手首をロックしてストレッチすることで、体幹と上肢の連動性を向上させ、前腕～肩甲骨周辺の筋肉を均等にほぐすことができます。上肢を中心に血流もアップするので、手先の冷え解消にも有効。「手先が冷えたな」と感じたらぜひやってみてください。指先が温かくなるのを実感できるはずです。

手のひら

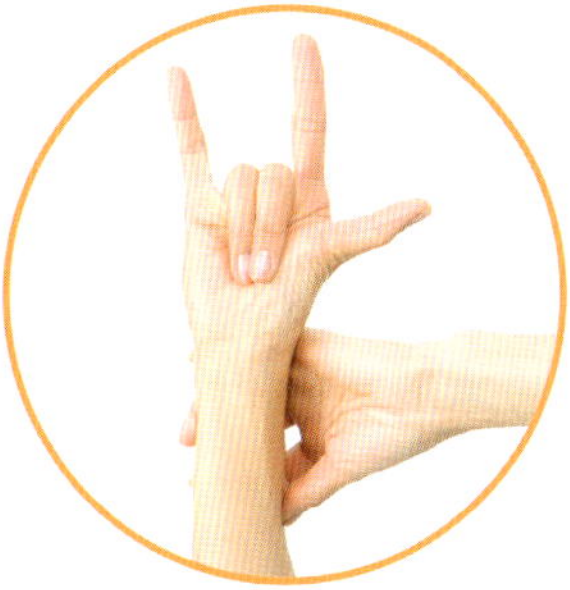

手の甲

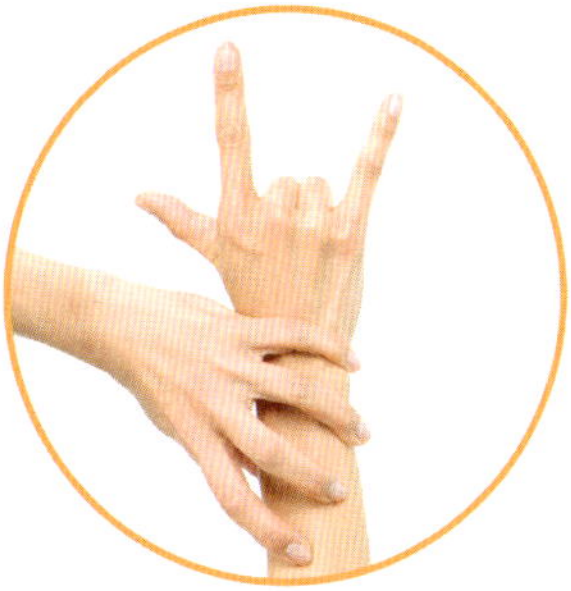

2 手を替えて右腕を伸ばす

右手で左手首をつかみます。左手は親指、人さし指、小指だけを立てておきます。左ひじを後ろに引いて右腕を伸ばしたら、左ひじを小刻みに10回後ろに引きます。

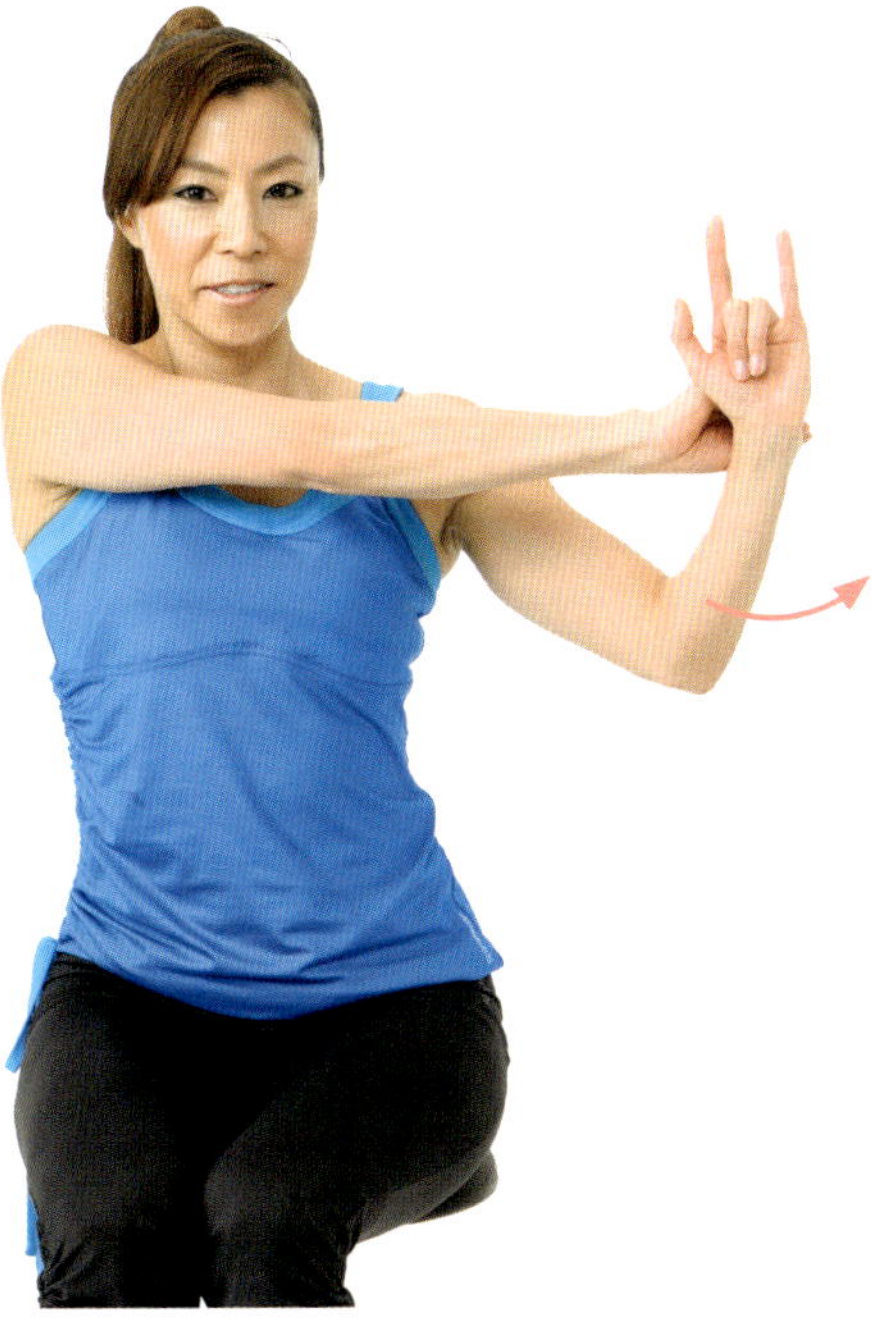

Point

指を立てている方の手の
尺骨茎状突起
（手首の小指側にある突起）を、
反対の手の小指と
薬指で挟むようにします。

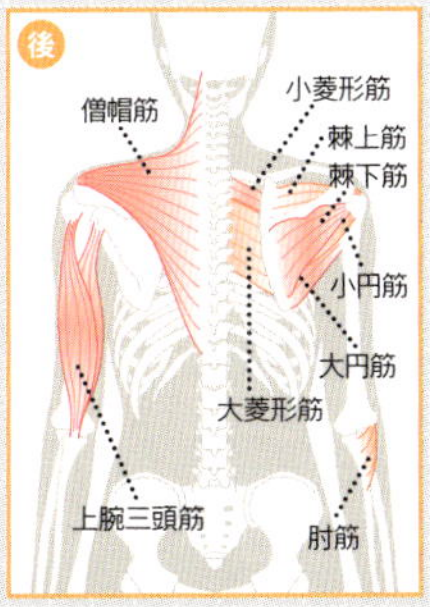

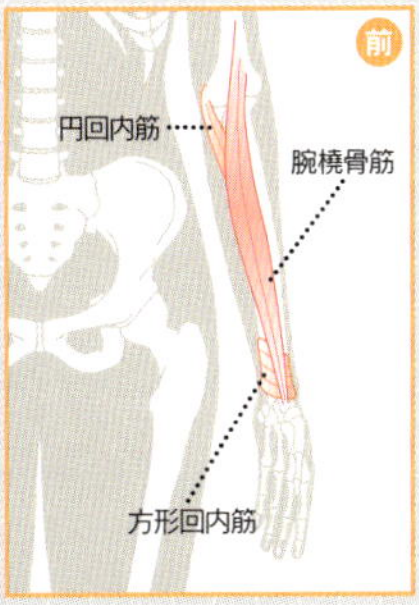

ココに効く！

ヒーリング編④

両ひざ倒し

START

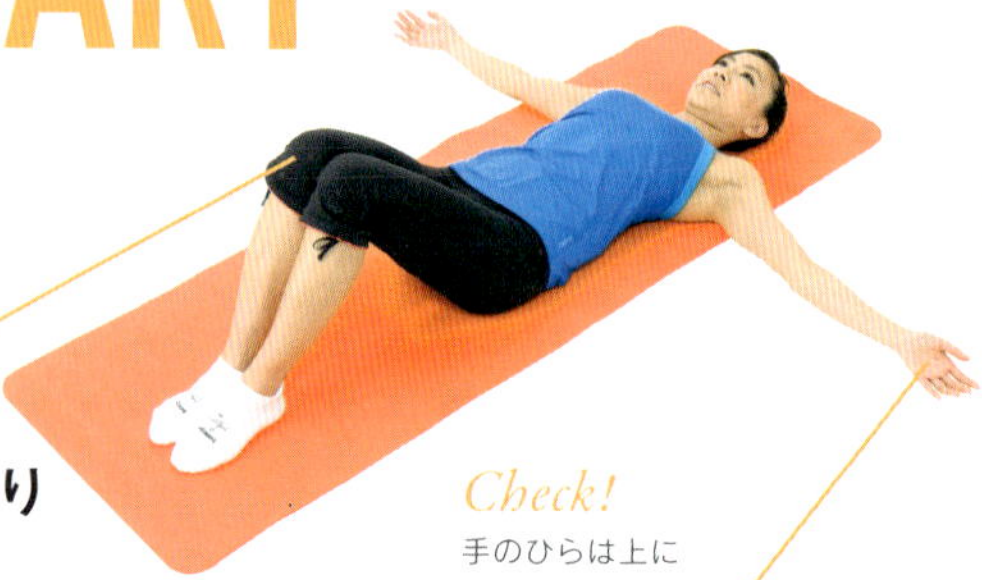

Check!
ひざの角度は 90 度

Check!
手のひらは上に

あおむけになり ひざを曲げる

あおむけになり、ひざを90度ぐらいに曲げます。お腹は力を抜いた状態に。腕を真横に広げて手のひらを上に向けます。

1

吐く

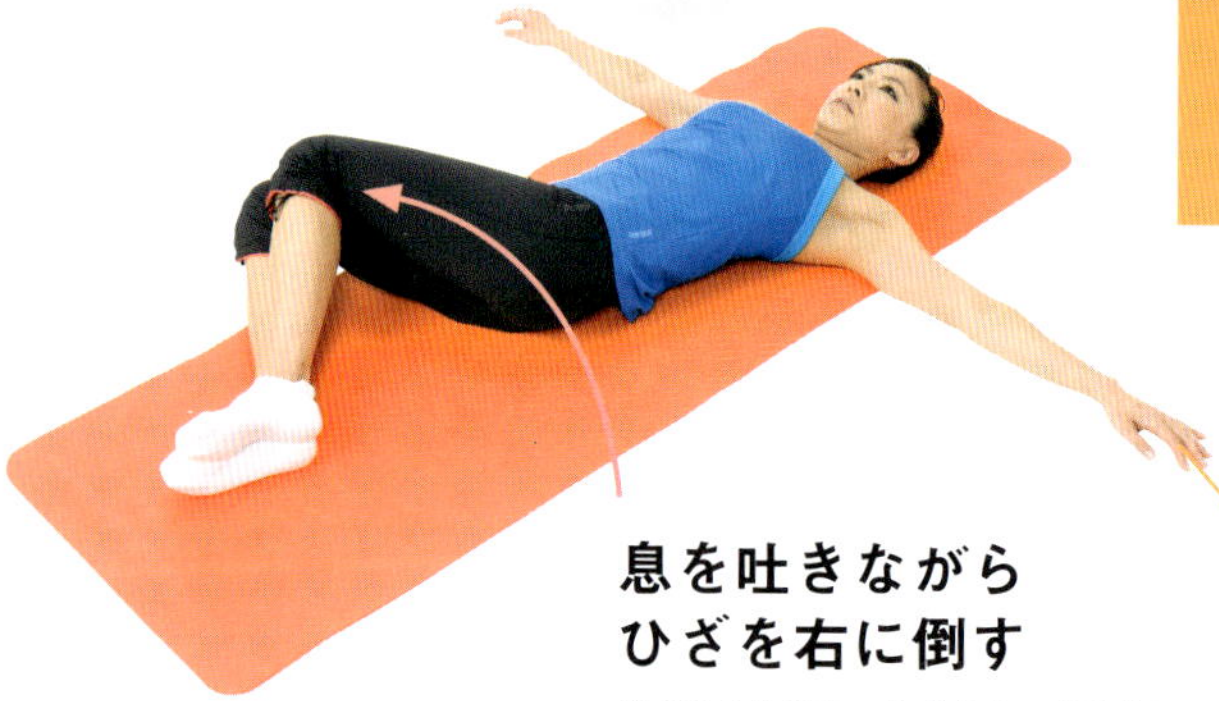

Check!
ひざの動きに合わせて
手のひらを下に

息を吐きながら ひざを右に倒す

息を吐きながら、ひざをゆっくり右に倒します。ひざの動きに合わせて、手のひらを下に向けましょう。肩が上がらないように注意。

【主な効果】

- 股関節とインナーユニットの緊張緩和
- 骨盤の安定
- 腰痛緩和

呼吸に合わせてひざと手をゆっくり動かすこのエクササイズには、股関節とインナーユニットをリラックスさせる効果と関節を調整する効果があります。もちろん副交感神経もぐんとアップ！　イライラしたときや、なかなか寝つけないときに行うと、心がすっと静まってぐっすり眠れることうけあいです。

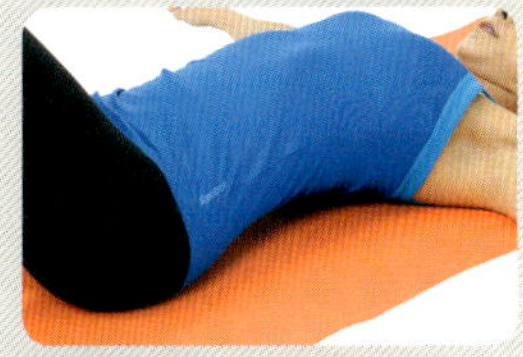

NG

背中が床から浮いてしまうのは腹筋に力が入っているため。力を抜いて、背中が床についた状態で行いましょう。

2往復

Check!
ひざを倒すときは息を吐き、ひざを戻すときは息を吸う

2

Check!
ひざの動きに合わせて手のひらを上に

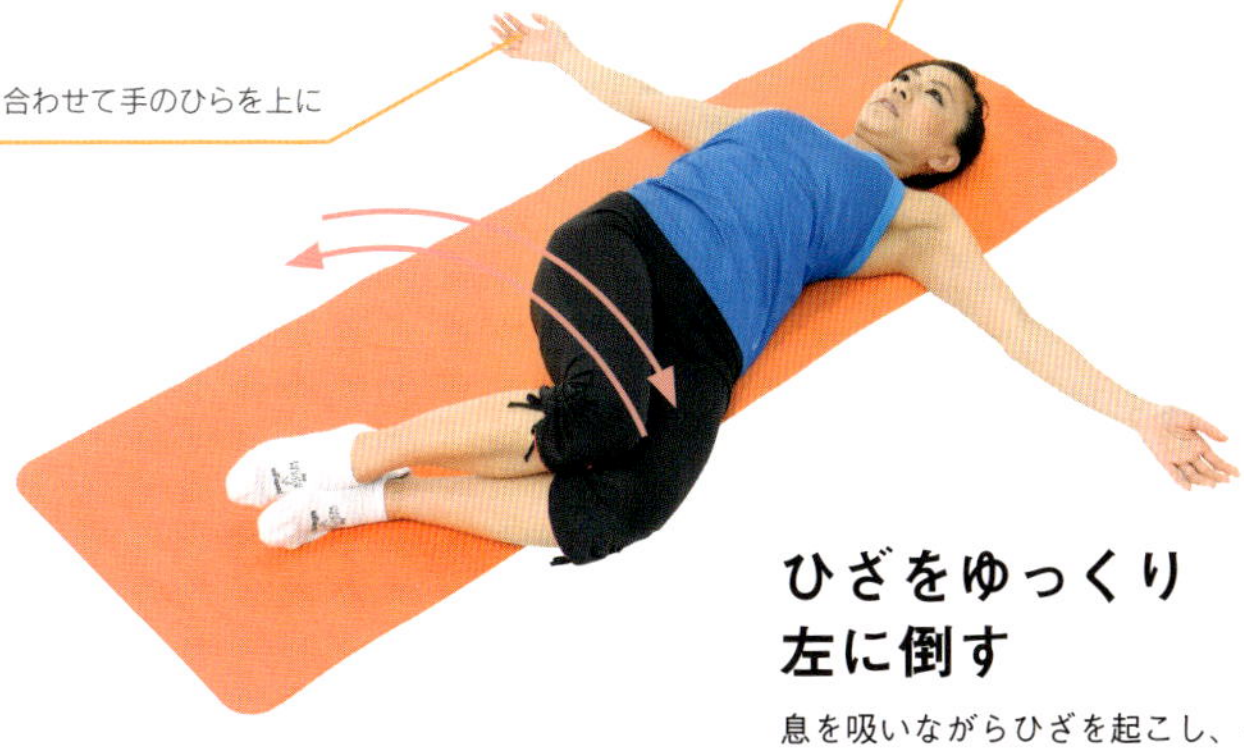

ひざをゆっくり左に倒す

息を吸いながらひざを起こし、そのまま左に倒します。倒すときは息を吐きながら。手のひらは上に向けましょう。2往復します。

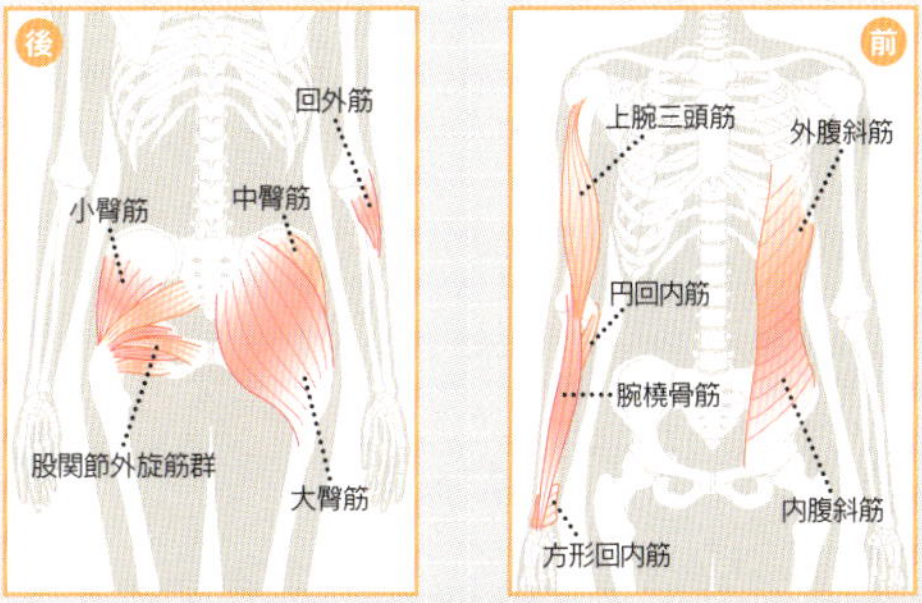

ココに効く!

Healing
05

CELL EXERCISE
Chapter 5

骨盤揺らし

ヒーリング編⑤

30秒

1 あおむけになって リラックス

あおむけになります。手と腕は軽く開いて、自分が一番リラックスできる状態にしましょう。お腹の力も抜いて、腰が床につくようにします。

Check!
手足は完全にリラックス

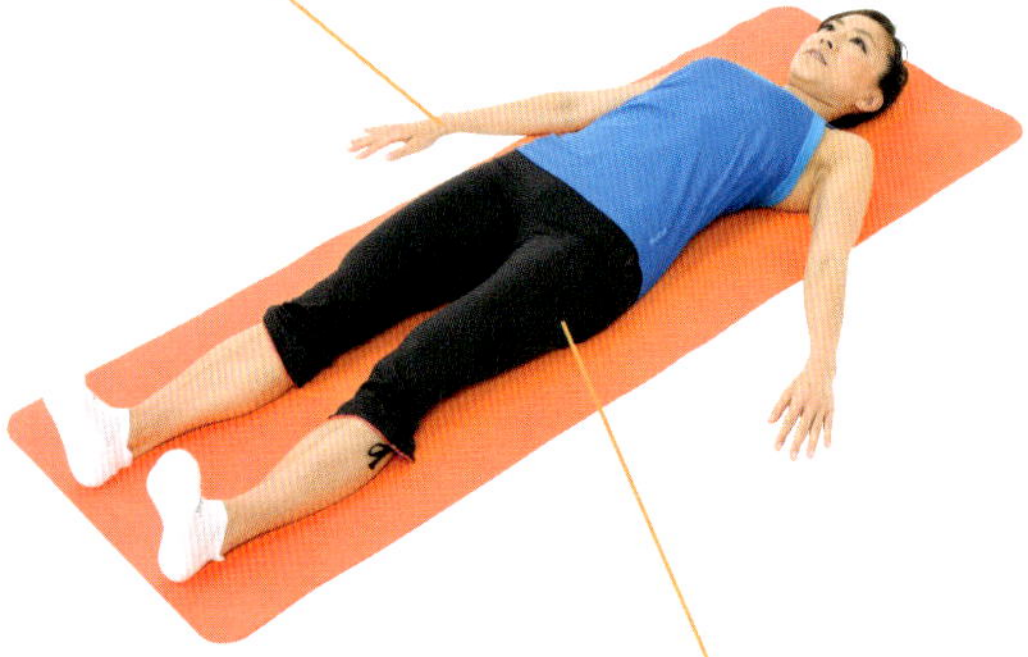

Check!
腰が浮かないように

【主な効果】

- 骨盤のゆがみの矯正
- 腰痛緩和
- 脊柱の安定

骨盤をユラユラと揺らすことで、骨盤や背骨、股関節を調整します。猫背、反り腰、出っ尻の人や、体のゆがみが気になる人には特に取り組んでほしいエクササイズです。また、1日中動いてこわばってしまっている関節まわりの筋肉をほぐす効果も。就寝前の習慣にすれば、翌朝目が覚めたときに体が軽くなっているのを実感できるでしょう。

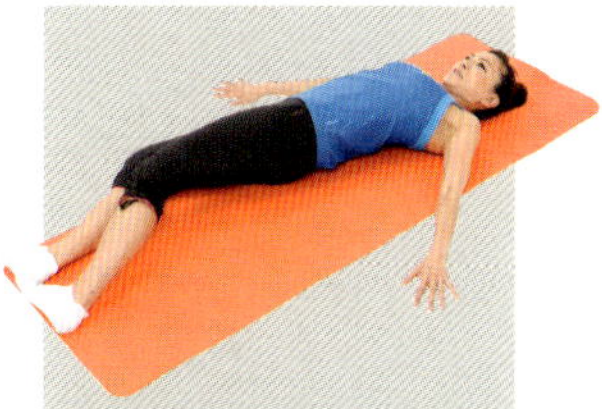

NG

手やお腹に力を入れて、骨盤を無理やり動かさないようにしましょう。骨盤の片側が少し浮く程度の揺れ幅が目安です。

2 ユラユラと骨盤を揺らす

全身の力を完全に抜いた状態で、骨盤だけを左右に揺らします。無理に大きく揺らすのではなく気持ちいいと感じられる程度で。30秒行います。

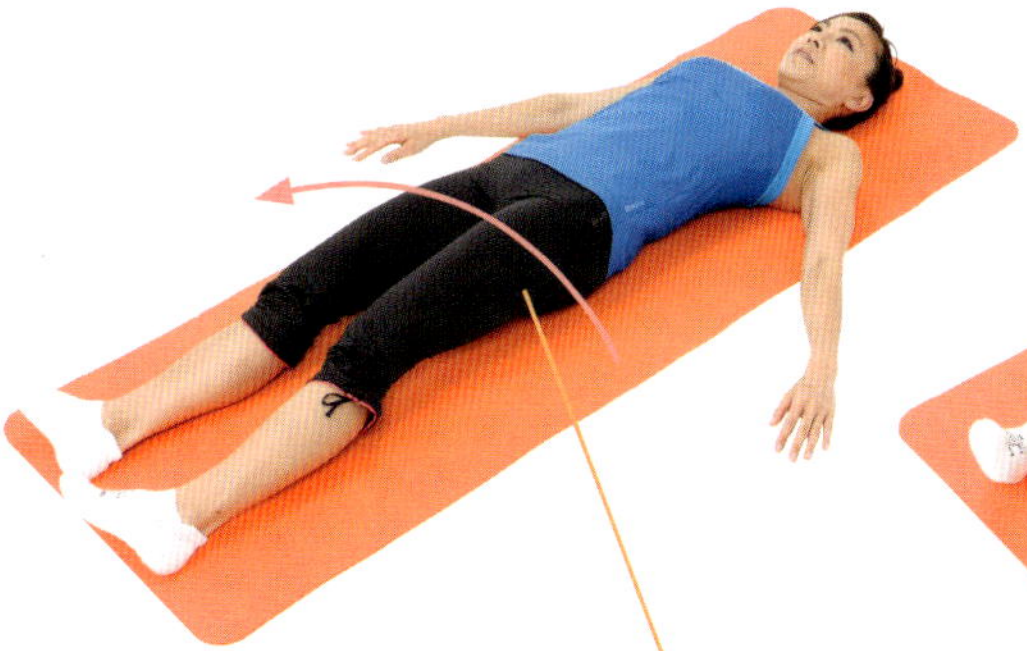

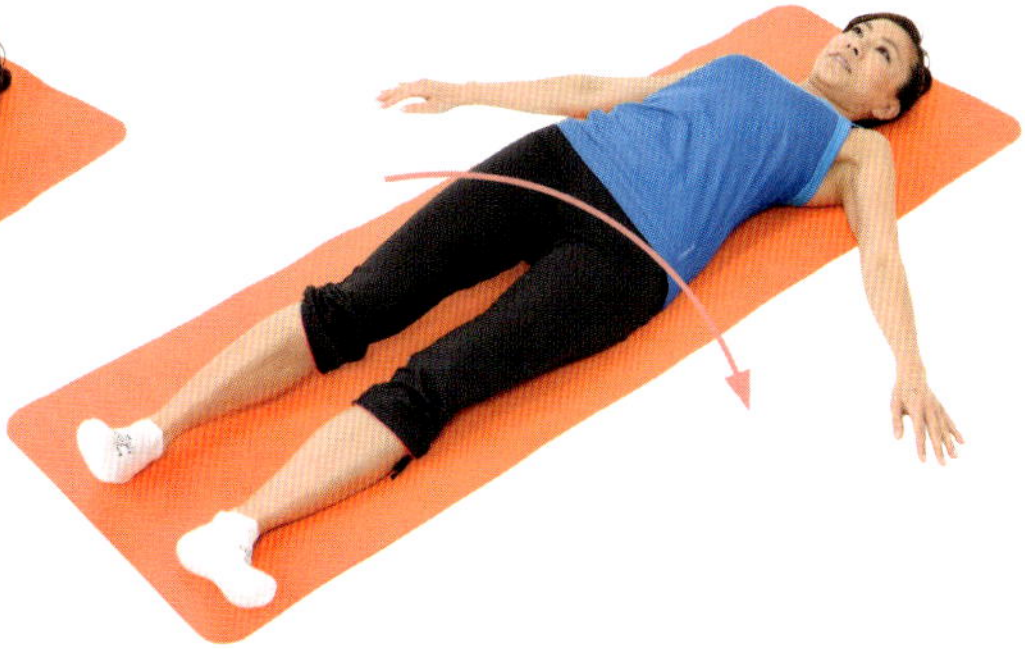

Check!

気持ちよく感じる揺らし方で

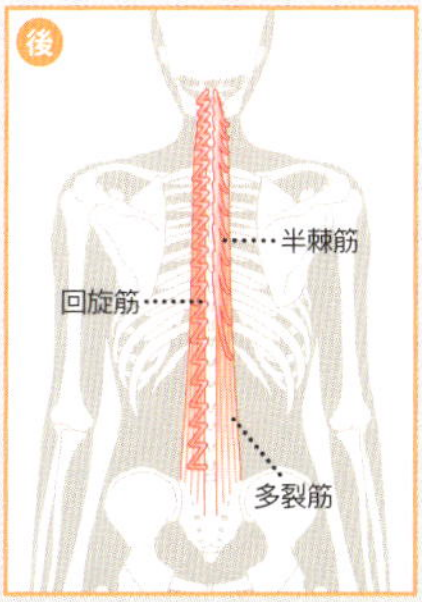

ココに効く！

Healing
06

CELL EXERCISE
Chapter 5

ヒーリング編⑥

背骨＆肩甲骨ほぐし

1 あおむけになり両腕を伸ばす

あおむけになります。息を吸いながら、「前へならえ」をするときと同じように両腕を前（空中）に伸ばしましょう。肩甲骨はぐっと開いた状態です。

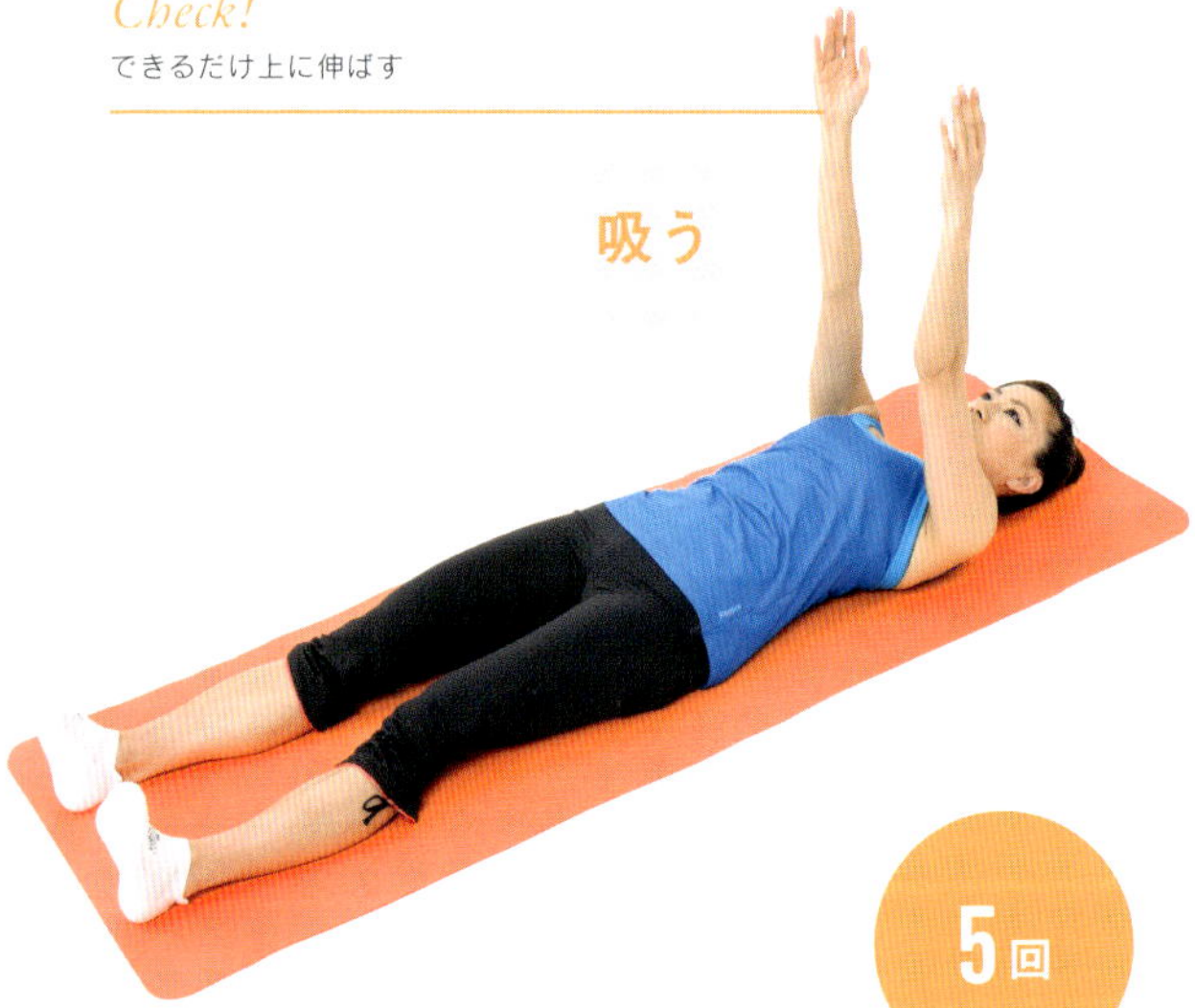

5回

【主な効果】

- 肩甲骨の可動域の向上
- 肩こり緩和
- 脊柱の安定

このエクササイズの一番のポイントは肩甲骨の動き。1はただ腕を伸ばすのではなく、肩甲骨から腕が伸びているつもりで行うと肩甲骨が左右にしっかり開きます。続く2では、1の緊張状態から一気に脱力した反動で肩甲骨が中央にぐっと寄るのを感じてください。ひじが床にぶつかっても痛くないベッド等の上で行うのが理想です。

Point

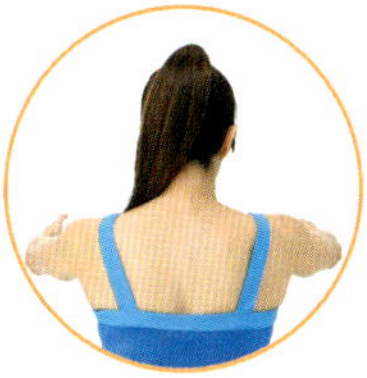

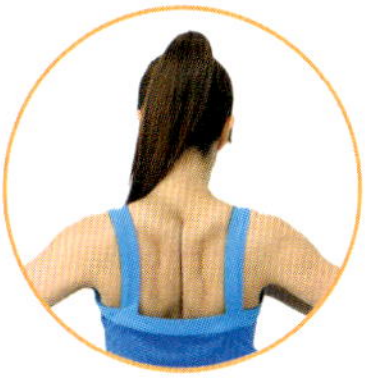

腕を伸ばしたときは
肩甲骨が広がり（写真上）、
手が胸の上に落ちたときは
反動で肩甲骨が中央に
寄ります（写真下）。
この動きをしっかり
意識してください。

2 息を吐いて腕を一気に脱力

息をフッと吐きながら、腕の力を一気に抜きます。重力にまかせて、手を胸の上に落とすイメージです。1、2を5回繰り返しましょう。

Check!
手を胸の上に落とす

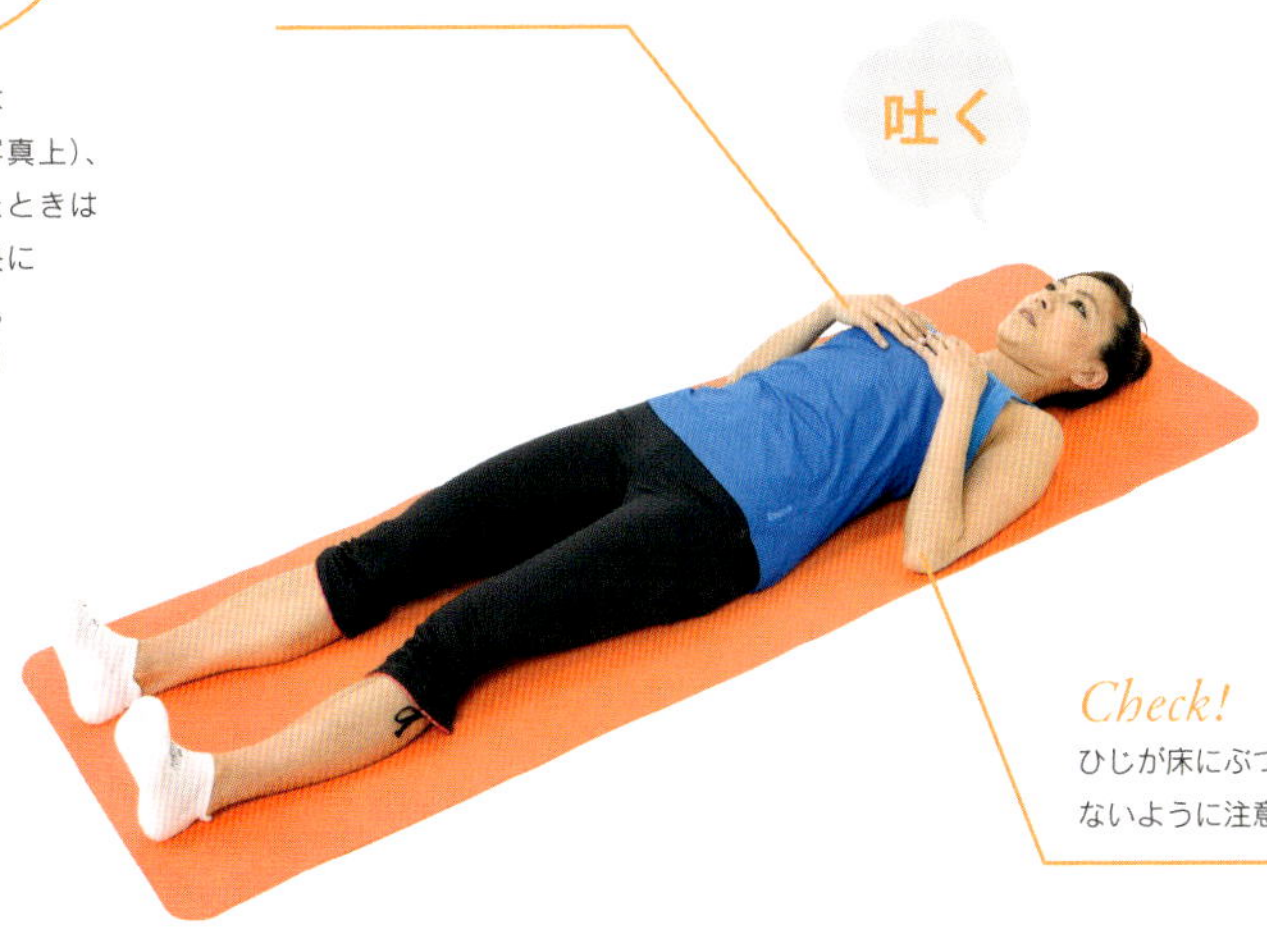

Check!
ひじが床にぶつからないように注意

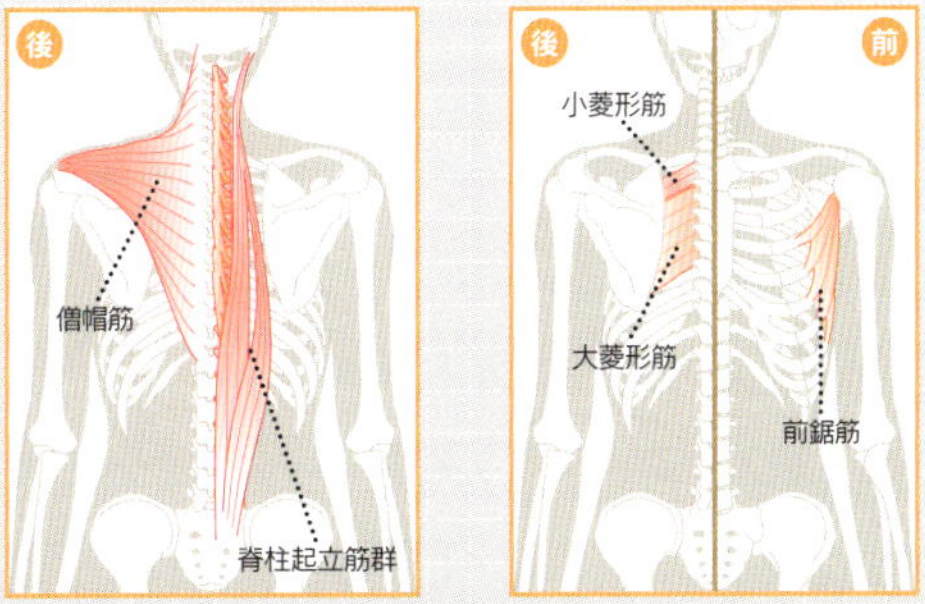

ココに効く！

Healing
07

CELL EXERCISE
Chapter 5

ヒーリング編⑦
全身ストレッチ&脱力

1 手首を交差し全身を伸ばす

あおむけになって腕を頭上に伸ばし、手首を交差させます。足は親指同士を重ねます。息を吸いながら、手の先からつま先まで体をピンと伸ばします。

吸う

Check!
全身を伸ばす!

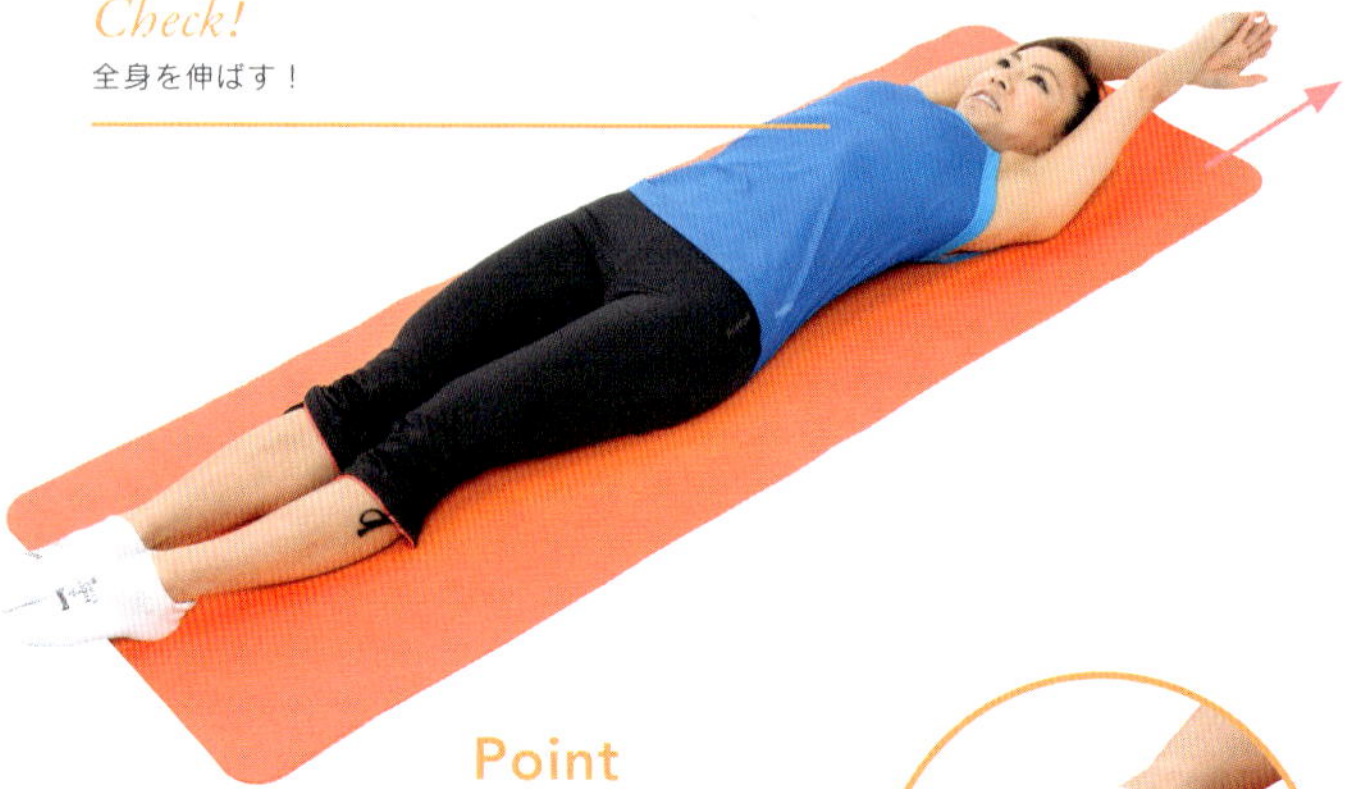

Point
手首を交差させつつ、足の親指同士も重ねます。このように手と足の末端をロックすると全身が連動します。

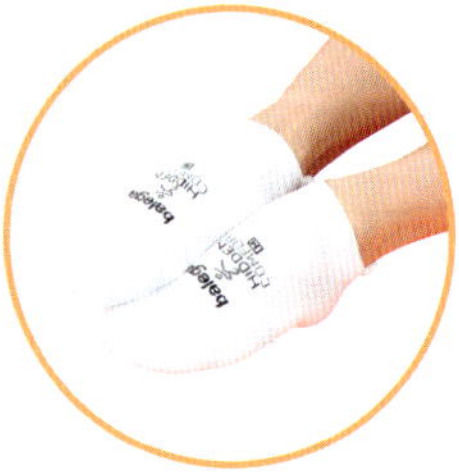

【主な効果】
- 全身のストレッチ
- インナーユニットの緊張緩和

ヒーリング編の総仕上げは全身の筋肉をリラックスさせるエクササイズです。大切なのは、1の緊張状態と2の脱力状態のメリハリをつけること。1のときは全身が1本の棒になったイメージで手の先からつま先までを可能な限りピンと伸ばしましょう。2では体のどこにも力が入っていない状態になれれば完璧。セルフマッサージ効果もあります。

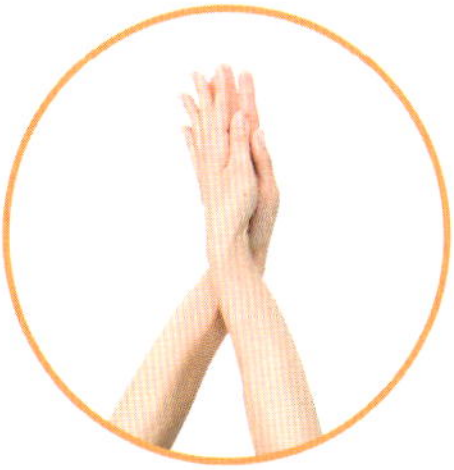

Point

手首を交差させ、さらに
手のひらを合わせると
より効果が高まります。
体と相談しながら
試してみてください。

2 息を吐きながら一気に脱力

息をフッと吐きながら、全身の力を一気に抜きます。引っ張るのをやめた瞬間にゴムがぐっと縮むようなイメージです。5回繰り返します。

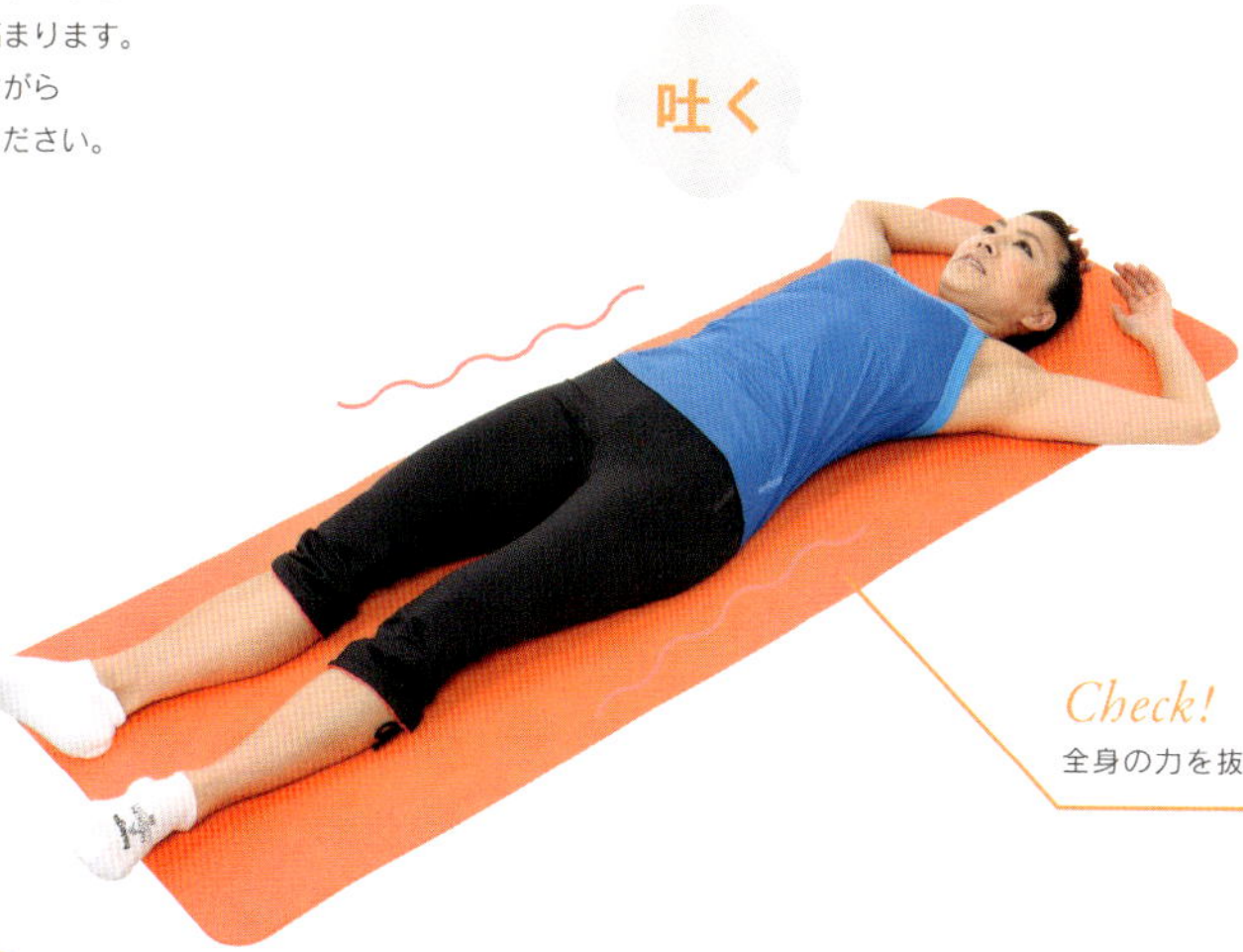

Check!
全身の力を抜く

5回

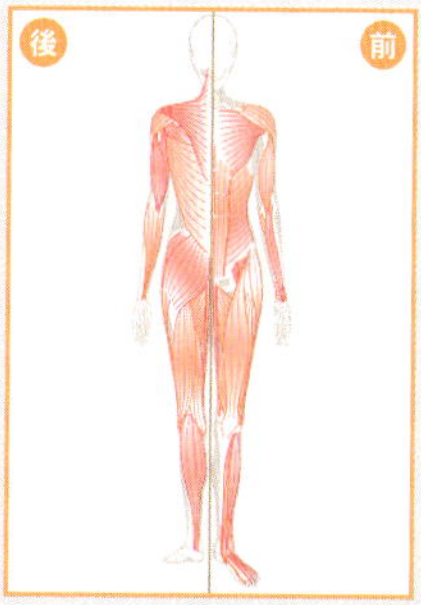

ココに効く！

おわりに

私たちが所属する順天堂大学医学部病院管理学研究室では、人間のソフトウェアである自律神経の研究を、健康、教育、ビジネス、スポーツのあらゆる面で進めています。

自律神経のコントロールこそが健康のカギを握るということに注目し、研究成果を基に、国民の皆さんへ普及する活動に努めています。

セル・エクササイズの一つ一つの動きは、解剖学的、運動生理学的、自律神経学的に最新の知見を盛り込んで開発されました。そして、今も研究室で日々進化を遂げ、その可能性を広げています。これまでの研究成果と、それを実践する方たちの実績が、本書でご紹介させていただいたセル・エクササイズに凝縮されているのです。

大切にしているのは、いつでも、どこでも、手軽に、短時間で、器具も不要で、子どもから高齢者、女性、アスリートまで行うことができる、ということ。セル・エクササイズによって自律神経機能が向上すれば、健康はもちろん、学業での集中力も向上します。さらに、スポーツ分野ではアスリートのコンディショニングだけでなくトレーニングとしても極めて有効で、現在、日本を代表する各分野のトップアスリートたちがセル・エクササイズをトレーニングに取り入れ、驚異的な成果が認められています。

また、多くのトッププロゴルファーもトレーニングに採用し、その効果を確実に実感されています。

Ｆ１レーシングドライバーを育成するＮＯＤＡレーシングアカデミー（ＮＲＡ：元Ｆ１レーシングドライバー野田英樹さんが校長を務める）でも、子どもたちのトレーニングにいち早くセル・エクササイズが導入されました。

また、医療機関をはじめ、バレエスクールやスポーツジム、アーティストアカデミー、ゴルフスクール、空手道場、ダンススクール、陸上クラブ、高齢者施設など、多方面の施設に導入され、大きな有効性が確認されています。

多くの健康法や、エクササイズ、トレーニングがあふれるなか、エビデンスが確立され、医学的側面から開発されたエクササイズは、セル・エクササイズが世界で初めてです。

60年以上も日本国民に親しまれているラジオ体操に代わることのできる、もしくは、一緒にやることで、より効果を高められることを目標に開発にあたってきました。

日本のスポーツ文化をグローバルに発展させるためにも、セル・エクササイズ普及は最高学府で教鞭をとる私ども専門医の使命と考えています。

本書を読まれたみなさんには、ぜひ自律神経の可能性を知っていただき、ご家族やご友人と、日常のわずかな時間をセル・エクササイズでリフレッシュいただけたら幸いです。

２０２０年の東京五輪の大成功と、日本のスポーツ文化が花開くことを願ってやみません。

本書の出版にあたりましては、ポプラ社編集部の皆様、順天堂大学医学部病院管理学研究室の先生方、多くのアスリートの皆様、トレーナーや各指導者の皆様にご指導、ご協力をいただきましたことを深く感謝、御礼申し上げます。

小林弘幸
末武信宏

Profile

小林弘幸 Hiroyuki Kobayashi,M.D.,Ph.D.

1960年生まれ。順天堂大学医学部教授。日本体育協会公認スポーツドクター。20年以上に及ぶ外科・移植外科、免疫、臓器、神経、水、スポーツ飲料の研究のなかで、交感神経と副交感神経のバランスの重要性を痛感し、自律神経研究の第一人者として、数多くのトップアスリートや芸能人のコンディショニング、パフォーマンス向上指導にかかわる。著書に『なぜ、「これ」は健康にいいのか？』（サンマーク出版）などベストセラー多数。

末武信宏 Nobuhiro Suetake,M.D.,Ph.D.

1962年生まれ。医学博士。さかえクリニック院長。日本美容外科学会認定専門医としてアンチエイジング診療を行うかたわら、順天堂大学医学部非常勤講師としてスポーツ医学の研究を行う。JBC認定プロボクシングトレーナー、オリンピック日本代表選手、プロ野球主力選手、ツアープロゴルファー、格闘家、メジャーアーティストなどのトレーナーを担当。

CELL EXERCISE

全身の細胞が目覚めるセル・エクササイズ

2014年8月2日　第1刷発行

著　者　小林弘幸　末武信宏
発行者　奥村 傳
編　集　斉藤尚美
発行所　株式会社ポプラ社
〒160-8565 東京都新宿区大京町 22-1
電話　03-3357-2212（営業）
03-3357-2305（編集）
0120-666-553（お客様相談室）
FAX　03-3359-2359（ご注文）
振替　00140-3-149271
一般書編集局ホームページ　http://www.poplarbeech.com
印刷・製本　共同印刷株式会社
編集協力　株式会社 A.I
執　筆　小川裕子
デザイン　APRON（植草可純、前田歩来）
イラスト　前田歩来
撮　影　クロスボート（樋渡創）
モデル　橋本淳子、五十嵐憲文
ヘアメイク　島田万貴子

N.D.C.498/103P/21cm ISBN978-4-591-13495-5